汉竹编著·亲亲乐读系列

怀孕40周
胎儿发育大全

陈达书 主编

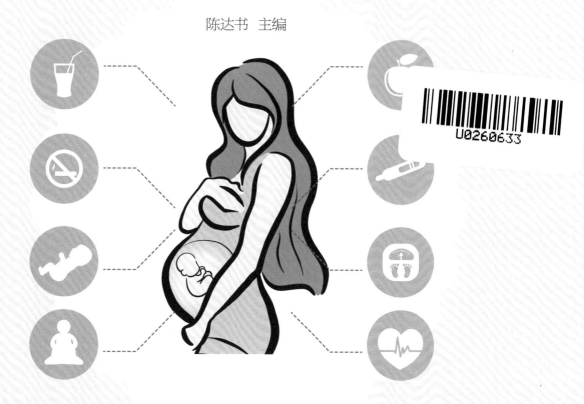

江苏凤凰科学技术出版社
全国百佳图书出版单位
·南京·

U0260633

图书在版编目（CIP）数据

怀孕40周胎儿发育大全 / 陈达书主编 . — 南京 : 江苏凤凰科学技术出版社，
2022.01

（汉竹·亲亲乐读系列）

ISBN 978-7-5713-2045-4

Ⅰ . ①怀… Ⅱ . ①陈… Ⅲ . ①胎儿 – 生长发育 – 基本知识 Ⅳ . ① R714.51

中国版本图书馆 CIP 数据核字 (2021) 第 140405 号

中国健康生活图书实力品牌

怀孕 40 周胎儿发育大全

主　　　编	陈达书
编　　著	汉　竹
责 任 编 辑	刘玉锋　黄翠香
特 邀 编 辑	李佳昕　张　欢
责 任 校 对	仲　敏
责 任 监 制	刘文洋

出 版 发 行	江苏凤凰科学技术出版社
出版社地址	南京市湖南路 1 号 A 楼，邮编 : 210009
出版社网址	http://www.pspress.cn
印　　刷	合肥精艺印刷有限公司

开　　本	715mm×868mm　1/12
印　　张	16
字　　数	300 000
版　　次	2022 年 1 月第 1 版
印　　次	2022 年 1 月第 1 次印刷

标 准 书 号	ISBN 978-7-5713-2045-4
定　　价	39.80 元

图书如有印装质量问题，可向我社印务部调换。

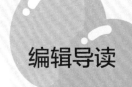

怀孕是一段奇妙的旅程。当你发现有粒小小的"种子"正在自己的体内生长时,一种奇妙的、神奇的感觉会让你怦然心动。

这粒小小的"种子"将以最实际的方式,让两个人或更多的人联系得更加紧密。他(她)用奇特的方式,成为人类孕育生命历程中的一环。

准妈妈怀抱着孕育的期望,已然做好了迎接宝宝的准备。虽然心中了然,但依然会不自觉地对这短短 10 个月的旅程充满担忧:

在这段旅程中,都会遭遇什么?

需要做什么准备?

不小心忽视的某个点,会不会给将来的宝宝造成影响?

到底要怎么做,才能让宝宝更健康、更聪明?

……

别担心,有关这个小小宝贝的所有问题和担忧,都会在这里得到解答。

本书会告诉你,在这段旅程中,你可能会遇到孕早期的不适、孕中期的平静与欣喜,还有孕晚期的"甜蜜负担";本书还会告诉你,在期待宝贝来临时你需要做的准备:你要怎样吃、怎样做、怎样调整……即使有什么问题,你也不要惊慌,本书会陪伴在你身旁,陪你一步步共同度过这段时光。

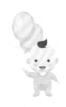

第一章 孕1月

妈妈，我来啦

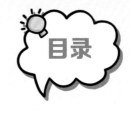
目录

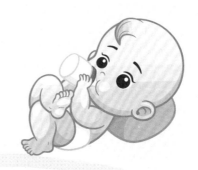

第二章 孕2月
谢谢妈妈的温柔呵护

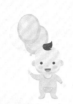

第三章 孕3月

孕吐，很快会过去

第四章 孕 4 月
快乐舒服的孕中期

第五章 孕5月

我要大展拳脚啦

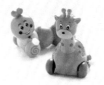

第六章 孕6月
跟妈妈去旅行

第七章 孕7月
爱上爸爸的声音

第八章 孕8月

我很聪明，妈妈很欣慰

第九章 孕9月
幸福在延续

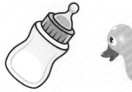
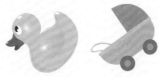

第十章 孕10月
终于见到妈妈了

附录 分娩要事提醒

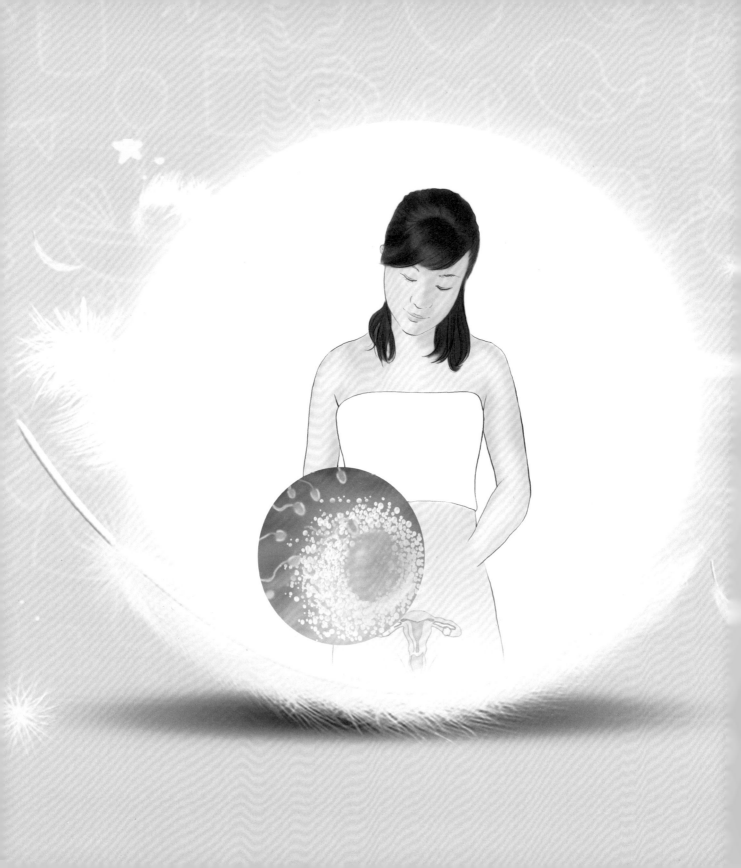

第一章 孕1月
妈妈，我来啦

妈妈，我来啦！如果一切顺利，这个月我就将正式"入住"你的腹中，并会在"小房子"里"生根发芽"。想到这些，我就高兴，因为我跟你和爸爸一样都万分期待着我们之间的相见。在这个月，妈妈你可能一点儿感觉都没有，但是随着我的成长，你的身体会发生一系列变化。如果你出现疲乏、无力、嗜睡等症状，千万不要乱吃药，因为那可能是我来了的信号。

本月要点提醒

在孕 1 月，孕妈妈可能一点儿感觉都没有，但本月是胎宝宝在体内"扎根"的时刻，孕妈妈不要参加剧烈的体育活动，不要随便用药，更不要轻易接受 X 射线检查。

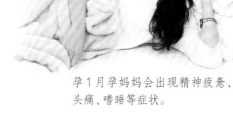

孕 1 月孕妈妈会出现精神疲惫、头痛、嗜睡等症状。

饮食与营养

多摄入蛋白质：胎儿的发育需要优质蛋白质的支持，所以孕妈妈要保证每天摄入 60~80 克蛋白质。

补充多种维生素：如维生素 A 可促进胎儿的正常生长发育；维生素 E 可促进胎宝宝的大脑发育，并预防流产等。当然，无论哪一种维生素都不能缺乏，维生素 D、维生素 C 与 B 族维生素等同样需要适当补充。

孕 1 月，孕妈妈会有类似感冒的症状，疲乏、无力、嗜睡，但千万不要乱吃药。

孕期运动注意事项

不要过度劳累：现在科学观点提倡的是孕期运动频率和强度与孕前保持一致即可，但不要过度劳累，避免让身体处在疲劳状态。

可适当参加舒缓的运动：如果孕前没有运动习惯的孕妈妈，孕期可以适当进行一些舒缓的运动，如瑜伽、散步等，可增强体质、有助生产。

体重管理

不要大补：此时胎宝宝还很小，所需要的营养也并不多，不需要孕妈妈大补特补，只要保证饮食营养均衡、全面即可。

"一人吃两人补"：胎宝宝所需的营养是有限的，孕妈妈吃太多食物反而会给自己和胎宝宝造成负担。

生活保健

感冒了怎么办：一旦患感冒等"小毛病"时不要惊慌，先不要自行吃药治疗，而应通过休息、饮食、发汗等方式治疗；若患重感冒，可以去医院。

不必刻意避免性生活：一般来讲，怀孕初期是不用刻意避免性生活的，只有孕妈妈有出血、腹痛等先兆流产症状才需要禁止。

孕期不适巧应对

胃肠不适：孕妈妈应少食多餐，可多吃些清淡的食物，以免引起胃肠不适。

出现尿频需注意：一般来讲，孕早期不会出现尿频现象，如果有尿频的症状出现并伴有其他症状，孕妈妈可去医院咨询医生应该如何处理。

阴道流血：应注意出血量和颜色，若颜色极淡，痕迹也浅，有可能是受精卵着床引起的；若阴道出血并伴随腹痛，最好及时到医院检查，因为这有可能是疾病引起的。

本月产检重点提前知

孕 1 月胎宝宝还非常小,此时的孕妈妈基本不需要到医院去做孕期检查,但关于优生咨询、孕期注意事项、产检安排、孕妈妈都可以提前了解一下。

选定称心的产检医院

- 选择正规的专科医院或综合医院。
- 看医院环境的舒适程度。
- 看医生是否好沟通。
- 交通的便利性。

整个孕期需要做几次产检

整个孕期的产检一般会做 9~15 次。初次产检在怀孕 4~8 周进行,然后孕 28 周前大约每月 1 次,孕 29~35 周每 2~3 周 1 次,孕 36~40 周每周 1 次。如无异常情况,应按照医生约定复诊的日期去检查。

有疑惑问医生:

刚怀孕可以抽烟、喝酒吗?

怀孕的前 3 个月是胎宝宝成长的关键时期,胎宝宝的很多器官都是从这时开始形成的。因此怀孕期间,尤其是前 3 个月,孕妈妈一定要远离烟、酒等,还要注意避免感染弓形虫。

产检时间一览表

产检周数	主要产检项目
0~5 周	疑似怀孕,到医院验孕
6~8 周	B 超检查:确认怀孕周数及排除宫外孕或葡萄胎的可能性
11~13+6 周	了解药物过敏史、家族病史、孕妇病史、本胎不适症状;体重、身高、血压、妇科、乳房、骨盆腔检查;贫血、孕早期唐氏筛查、甲状腺素功能、TORCH 筛查、维生素 D、血常规、尿常规、肝肾功能、B 超、心电图、白带常规、血型等;NT 检查(颈后透明带扫描);乙型肝炎六项检查
15~20 周	体重、身高、血压、血常规、尿常规、宫高、腹围、胎心音等常规检查;唐氏筛查
20~23 周	常规检查:大排畸检查,可了解子宫内胎儿的发育情形,以排除胎儿畸形的可能性
24~28 周	常规检查:妊娠糖尿病筛查、骨盆测量、骨盆内诊、血常规
29~34 周	B 超检查,了解胎儿体重及胎位;白带检查;常规检查;血常规
35~36 周	常规检查、胎心监护
37 周	常规检查,确定分娩方式及时间、胎心监护 B 超:胎位、羊水量、胎盘功能
38 周	查看胎宝宝状况及胎心监护
39 周	B 超查看胎位、羊水量、胎盘功能及胎心监护
40 周	常规检查,有临产症状及时去医院及胎心监护

注:以上产检项目和标准可作为孕妈妈产检参考,具体产检项目根据个人情况以当地医院医生提供的建议为准,2~10 月均以此为原则。

第 1~2 周（第 1~14 天）

通常所讲的孕期 40 周，280 天，是从最后一次月经的第 1 天开始算起，即第 1 周。实际上，此周女性并未怀孕，月经规律的女性到第 2 周进入真正的排卵期。

孕妈妈：马上要成为真正的孕妈妈了

第 1 周周末，新的卵子开始成熟，到第 2 周进入了排卵期，排出成熟的卵子。当体内的卵子与健康的精子结合后，你就成为一位真正的孕妈妈了。备孕夫妻应合理饮食、科学锻炼、远离烟酒，以积极心态迎接胎宝宝的到来。

宝宝发育看得见

无数精子"整装待发"，准备开始"长途跋涉"，第 1 个到达的精子会与处在输卵管中的成熟卵子结合，形成受精卵，并在子宫内着床、发育、长大。

孕 1 周（第 1~7 天）

本周是从月经期的第 1 天起算的，孕妈妈一定要记住这一天。到第 7 天月经期结束，孕妈妈的身体还处在备孕状态，未进入排卵期，所以合理膳食、适当运动很关键。

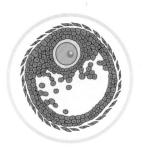

孕 2 周（第 8~10 天）

月经期结束，排卵期即将到来，备孕夫妻依旧需要保持健康的作息，为胎宝宝的到来做好准备。当然，放松心情也很重要，尽量将受孕当成一件自然而然的事。

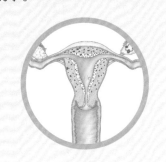

孕 2 周（第 11~14 天）

进入了排卵期，卵子正在等待完成自己的使命——与精子结合形成受精卵。备孕夫妻不要着急，胎宝宝已经在来的路上了。

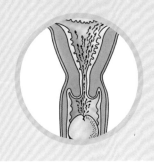

体重管理有方法

这个月孕妈妈的体重增长并不明显，几乎和孕前没有什么变化。如果孕妈妈此时体重增长得过快，很有可能会在接下来的孕期出现营养过剩，但是，过于控制体重会引起营养摄入不均衡的状况，因此不要过早进补或减肥，要控制好体重。

不要大补，和超重说拜拜

本月，吃得多不如吃得好，由于此时胎宝宝还很小，所需要的营养并不多，孕妈妈不需要大补，只要像孕前一样，保证饮食营养均衡、全面即可。这样既能保证孕妈妈自身和胎宝宝所需的营养，也不会让孕妈妈因此而变胖。

> 某些老人说怀孕了要多补营养，孕妈妈要善于辨别，不能猛吃，因为多吃的食物并不会为自己与胎宝宝提供更多营养，只会增加体重。

称重时要注意

称体重虽然人人都会，但是对于孕妈妈来说，称体重还是要讲究方法的。

★ 用同一台体重秤来称量，且保证每次称重时的身体状态相同，比如都是空腹。尽量选择相近的时间称重，如每天早上。

★ 称量时要脱掉外衣、很厚的内衣和鞋帽，只穿薄薄的内衣或者称裸重。

正确解读"一人吃两人补"

"现在已经不是你一个人了，肚子里还有一个小宝宝，所以要多吃点儿。"也许这是孕妈妈在饭桌上听到的最多的一句话。其实这时完全没有多吃的必要，胎宝宝所需的营养是有限的，孕妈妈吃太多食物反而会给自己和胎宝宝造成负担。如果吃的方式不对，还容易造成孕妈妈"生一回胖两回"的窘况。这样不但没有补到胎宝宝，反而会让孕妈妈从孕期一直胖到产后，增加孕妈妈产后瘦身的难度。

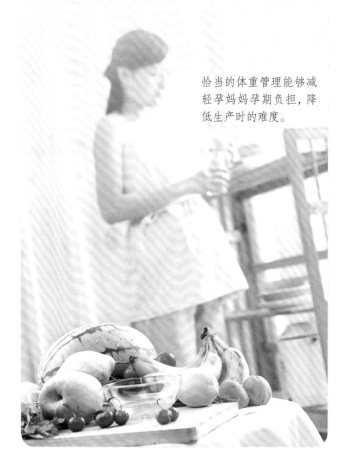

恰当的体重管理能够减轻孕妈妈孕期负担，降低生产时的难度。

排卵试纸准确又方便

备孕妈妈准确掌握自己的排卵期是很重要的，赶快查查自己的排卵期吧！

一般来讲，月经周期正常的女性可用排卵试纸进行测试。排卵试纸使用方法如下：

上午 10 点至晚 8 点，用洁净、干燥的容器收集尿液。手持测试条，将有箭头标志线的一端插入尿液，深度不可超过"MAX"标志线。待尿液升至观察区后取出试纸条条平放，5 分钟左右观察结果（具体使用方法以不同品牌的排卵试纸说明书为准）。

如果测出有两条线，下面一条是检测线，上面是对照线，下面一条颜色比上面深或者一样深，表示将在 24~48 小时内排卵。这就是要宝宝的最好时机！若测出试纸上端只有一条线，表示未到排卵期或排卵高峰已过。

备孕妈妈也可用算式推算法、观察基础体温、观察宫颈黏液的方式掌握自己的排卵期，但没有排卵试纸方便。在准确找到排卵期后，备孕夫妻可以尝试从排卵期第 1 天开始，每隔 1 天同房 1 次，增加怀孕概率。

补充叶酸应适量

叶酸应在准备怀孕的前 3 个月开始补充，但如果没有补充也不必过于担心，只要日常饮食均衡、合理，一般都不会缺叶酸。当然叶酸并非补得越多越好，每天只需要补充 0.4 毫克，最多补充 0.8 毫克。备孕妈妈可以选择正规厂家生产且适合自己的孕妇专用叶酸片，就可以满足对叶酸的需求了。

叶酸不宜与维生素 C 同补，叶酸在酸性环境中易被破坏，而维生素 C 在酸性环境中才比较稳定，两者的稳定环境相抵触，若同时服用，吸收率都会受影响。因此，两者服用时间最好间隔半个小时以上。

吃富含叶酸的食物

叶酸缺乏会影响胎宝宝神经管发育，所以孕妈妈此时宜适当多吃富含叶酸的食物。

绿色蔬菜： 莴苣、菠菜、西红柿、胡萝卜、西蓝花、油菜、小白菜、扁豆、蘑菇等。

新鲜水果： 橘子、草莓、樱桃、香蕉、桃、李子、石榴、葡萄、猕猴桃、梨等。

动物的肝脏、肾脏，禽肉及蛋类： 猪肝、鸡肉、鸡蛋等。

其他类： 黄豆、豆制品、核桃、腰果、栗子、松子、大麦、小麦胚芽、糙米等。

蔬菜储藏两三天后叶酸会损失 50%~70%，久煮、高温烘烤等烹饪方法会使食物中的叶酸损失 50%~95%，所以要提高叶酸的获取率，就要吃新鲜的蔬菜，同时注意烹调方式。

预防病毒感染，远离致畸风险

　　胎宝宝畸形与病毒感染密切相关。当孕妈妈感染下面这几种常见病毒后，身体会表现为无症状或仅有些轻微的不适。虽然这些不适不需任何治疗就会消失，但容易导致胎宝宝流产、畸形、早产等。目前还没有更好的治疗办法来阻止病毒对胎宝宝的影响，因此预防就显得极为重要了。

风疹病毒的防与治

　　风疹病毒对胎宝宝的危害与受感染时间有关，一般受感染时间越早，危害越大。据统计，在孕8周内感染，自然流产率达20%；在孕12周内感染，会导致胎宝宝出现心脏、眼和听觉神经的缺损。接种风疹病毒疫苗可以起到很好的预防作用，建议孕妈妈至少在孕前3个月接种风疹病毒疫苗。

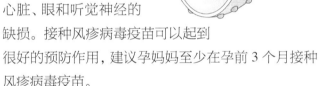

单纯疱疹病毒的防与治

　　孕妈妈如果带有单纯疱疹病毒，会通过胎盘传染给胎宝宝。胎宝宝受感染后，会出现先天畸形、智力低下，甚至流产。建议备孕女性一定要在孕前做单纯疱疹病毒血清学检查，从而避免在单纯疱疹病毒感染期间受孕。

巨细胞病毒的防与治

　　巨细胞病毒可通过胎盘传染给胎宝宝，从而导致胎宝宝先天畸形，严重的可直接导致流产。宝宝出生后几个月至几年内也会表现出智力低下、运动神经障碍、肝脾肿大、黄疸、血小板减少性紫癜及溶血性贫血等症状。近年来，已在母体血液及宫颈黏液中成功分离出该病毒，怀孕前或怀孕后应测定体内是否有病毒抗体。

弓形虫病毒的防与治

　　在孕前3个月感染弓形虫病，会引发流产、死产或新生儿缺陷。

　　弓形虫的主要来源是进食未煮熟的动物肉类、沾染弓形虫卵的水果蔬菜和宠物传播。因此，孕妈妈首先要保证饮食安全，尽量避免食用生食，肉类食物也应在熟透后再食用。家里没有宠物的孕妈妈应避免与陌生的猫、狗接触。如果家里养宠物，孕妈妈要提前接受弓形虫检查，急性感染者应遵医嘱及早进行治疗；如果没有感染，孕妈妈也应在日常的生活中注意卫生，清理动物粪便后一定要彻底清洗手部，避免感染。

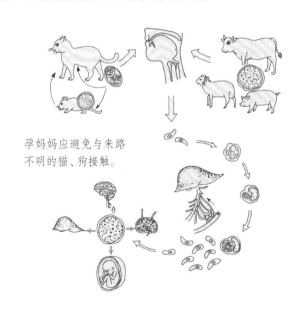

孕妈妈应避免与来路不明的猫、狗接触。

第3周(第15~21天)

尽管此时孕妈妈还没有怀孕的感觉，但一个小小的天使却已经实实在在地落入孕妈妈的腹中。此时孕妈妈可能还感觉不到身体的变化，别急，这粒小种子每分每秒都在成长，再过一段时间就能真实地体会到他的存在了。

孕妈妈：怀孕了，你有特殊感觉

在本周，孕妈妈仍然没有感觉到任何变化，子宫和乳房的大小、形态还是和没怀孕时一样，孕妈妈甚至没有意识到自己已经怀孕了，但是胎宝宝已经切切实实地在孕妈妈体内扎根生长了。此时的胎宝宝不够稳定，因此，孕妈妈不要穿过紧的衣服和高跟鞋，注意日常生活举止，避免危险。

宝宝发育看得见

受精卵经过不断的细胞分裂，变成一个球形细胞(这时的受精卵叫胚泡)，游进子宫腔，然后在子宫腔内停留3天左右，等待子宫内膜准备好后，与子宫内膜接触并埋于子宫内膜里，这一过程称为"着床"。

孕3周(第15~16天)

精子与卵子结合后的数小时，这个细胞就开始了分裂生长，从这一刻起你就是真正的孕妈妈了。

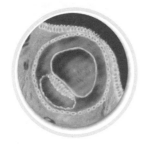

孕3周(第17~18天)

在卵子受精后，受精卵进行细胞分裂，同时在输卵管纤毛的帮助下沿输卵管向子宫移动。受精卵将在子宫腔停留3天左右，以等待着床。

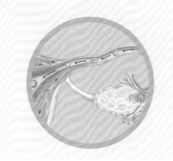

孕3周(第19~21天)

这几天，胎宝宝将会爬上自己的"小床"美美地睡一觉，此时孕妈妈可能会有类似经血的污物排出，这是着床导致的轻微出血，暗示着宝宝的到来。

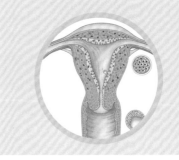

这样验孕，准确率更高

怀孕初期，由于身体的征兆还不十分明显，孕妈妈在验孕时容易出现误差，因此有些孕妈妈往往认为自己没有怀孕而疏忽大意，造成流产。其实只要掌握了身体的细微反应和正确的验孕方法，验孕的准确率是很高的。

同房后多久能确认怀孕

一般同房后 7~10 天便可以验孕了。此时，体内会释放 HCG 激素，即人绒毛膜促性腺激素。这种激素是由胎盘分泌的，一般在怀孕 7 天后就会出现在尿液里，但由于量少，开始不易测验出来，直到同房后 10~14 天才日益明显。

在家验孕，最好用晨尿

检测尿液中 HCG 是判定怀孕的可靠指标。如果在家验孕，最好用晨尿，这样检测的结果会比较准确，因为此时尿液中的 HCG 激素最易被检测出来。如果在其余时间验孕，需保证尿液在膀胱内存留 4 小时以上才能用来进行检测，否则会不准确。

早孕试纸这样用，准确率最高

★ 打开锡纸密封的包装，用手持住试纸的上端，不要用手触摸试纸实验区。

★ 取一杯尿液(有的试纸包装内附有专用尿杯)，最好是晨尿。

★ 将试纸带有箭头标志的一端浸入尿杯(不超过"MAX"线)，约 3 秒后取出平放。

★ 在反应区内出现一条红线为"阴性"，出现平行的两条红线为"阳性"。"阳性"多表示已经怀孕。注意，10 分钟后仍为一条红线时才能判定为"阴性"。

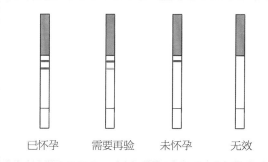

已怀孕　　　需要再验　　　未怀孕　　　无效

如何测算预产期

常见测算预产期的方法有四种：

★ 最后一次月经计算法：预产期月份为最后一次来月经的月份减掉 3，不足 3 者加上 9，或者末次月经月份直接加 9 也可以；预产日期为末次月经日加上 7，即为预产日期，如末次月经的时间是 4 月 6 日开始，预产期则为下一年 1 月 13 日。

★ 受精日计算法：如果已经知道受精日，在这天基础上加 266 天即为预产期。

★ 超声波检测法：对最后一次月经开始日不确定时，可以通过孕早期超声波检测观察胚胎大小，以及孕囊或胚芽直径数值，可推算出怀孕周数与预产期。

★ 子宫大小推定法：可根据子宫底的高度测定怀孕周数。

第 4 周（第 22~28 天）

现在，孕妈妈还没有什么感觉，但胚胎已经在子宫内"着床"了！子宫内膜受到卵巢分泌的激素影响，变得肥厚、松软，而且富有营养，为胚胎植入做好了准备。这时候孕妈妈要注意照顾好自己的饮食起居，呵护好刚刚到来的胎宝宝，避免发生意外。

孕妈妈：你还处于怀孕最初阶段

本周受精卵刚刚着床，虽然孕妈妈的体内正在经历着巨变，但怀孕的征兆并不明显，体形和体重不会有明显的变化，子宫、乳房大小形态也看不出有什么变化。不过这个时期孕妈妈可能会有轻微的不舒服，会出现类似"感冒"的症状，有时会感到疲劳。这是怀孕的正常生理现象，过些日子就会消失，千万不要盲目用药。

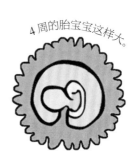

4 周的胎宝宝这样大。

宝宝发育看得见

第 4 周的时候，受精卵完成着床。现在的胎宝宝还是一个由两层组织构成的胚胎。到了本周末，覆盖在胎宝宝周围的绒毛开始快速增殖，胎盘开始逐渐发育，并为胎宝宝提供成长所需要的营养了。

孕 4 周（第 22~23 天）

胎宝宝此时还没有人的模样，仅仅是孕妈妈子宫内膜中埋着的小囊泡。囊泡分化成两部分，一部分发育成为原始的胎盘，另一部分发育成胎儿。

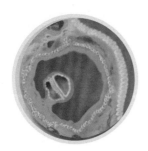

孕 4 周（第 24~25 天）

最初的胎盘细胞在子宫内膜着床，这将为胎宝宝的血液输送制造空间。胚胎现在在孕妈妈的腹中快速生长，但孕妈妈的身体可能对这一切毫无所知。

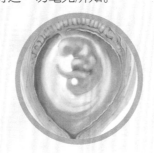

孕 4 周（第 26~28 天）

胚胎继续生长。叶状绒毛膜（位于子宫的组织）已完全形成。羊膜囊、羊膜腔和卵黄囊也已发育完毕。胎宝宝正式宣告——"妈妈，我来了。"

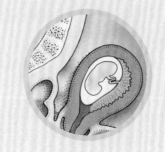

孕期不适小心处理

孕1月，大多数孕妈妈还没有已经怀孕的意识，此时，受精卵分裂正在迅速进行，而受精卵着床还不稳固，因此往往容易出现危险。此时，孕妈妈要谨慎对待，即使自己尚未感觉出是否怀孕，出现意外情况时也要小心处理。

怀孕后尿频是怎么回事

孕早期，导致孕妈妈出现尿频症状的原因有两个，分别是子宫压迫和泌尿系统感染。一般由子宫压迫导致的尿频没有其他异常症状；若孕妈妈尿频，还伴有灼热、疼痛、尿急等感觉出现，就有可能是尿道感染。此时宜到医院检查，若确定为尿道感染，则应尽早治疗，以免日后给胎儿造成不良影响。

阴道流血怎么办

孕妈妈在孕早期应警惕阴道流血。一般受精卵在子宫壁上着床时，孕妈妈可能会发现有轻微的阴道出血现象，此时应注意出血量和颜色。若颜色、痕迹均浅，有可能是受精卵着床引起的；若阴道出血量较多，类似于月经，但又不到月经时间，则有可能是受精卵自然淘汰（一般孕1月的受精卵自然淘汰不会给女性身体造成影响，不会对日后受孕产生影响）；若阴道出血并伴随腹痛，最好及时到医院检查，因为可能是疾病引起的。

怀孕后腹痛怎么回事

若在确定怀孕后出现腹痛，应及时到医院做详细检查。导致孕妈妈出现腹痛的原因有很多，不只是腹中胎儿，胃肠疾病如胃胀气、肠痉挛、阑尾炎和细菌性痢疾等也可造成孕妈妈腹痛。有腹痛症状的孕妈妈最好不要拖延就医时间，以防病情恶化。

感冒了怎么办

孕早期的孕妈妈一旦患感冒等"小毛病"时不要惊慌，先不要自行吃药治疗，而应通过休息、饮食等方式治疗；若患重感冒，可以去医院，在向医生说明情况后，遵医嘱酌情使用药物，尽量避免药物对早期胚胎的影响。

孕期患感冒等"小毛病"时，可先采用保守的方式治疗。

孕1月应警惕的意外情况

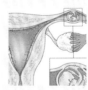
★ 宫外孕。孕1月是受精卵着床的关键时期，一般备孕女性若有长期吸烟史，以及患盆腔炎症史，出现宫外孕的概率会高一些。

★ 意外流产。孕1月意外流产多是由于染色体异常，少部分是因为孕妈妈没有意识到已经怀孕，依然进行剧烈运动，或者是外伤引起的。

★ 着床位置不当。胚胎着床位置低会增加先兆流产风险。孕1月后，通过B超检查可确定着床位置，根据情况医生可能给出一些日常活动的指导，比如说：暂时不要剧烈运动。

孕妈妈饮食营养宜忌

胚胎所需的营养是直接从子宫内膜储存的养料中获得的，而子宫内膜所含营养的状况是在孕前就形成的，也自然影响着胚胎发育的质量。此阶段孕妈妈的营养摄取状况是胎儿能否健康发育的关键。

要多摄入蛋白质

胎宝宝的发育需优质蛋白质的支持，所以孕妈妈要补充丰富的优质蛋白质，保证每天摄入 60~80 克蛋白质。食物来源应丰富多样，鱼、肉、蛋、奶都应有所摄入，才能保证孕妈妈营养均衡。

生食要少吃

虽然孕 1 月的孕妈妈还没有感觉到身体的变化，但从卫生和自己健康方面考虑，都应少吃或不吃生食。

不宜多吃酸味食物

不少孕妈妈在孕早期嗜好酸味食物，但要注意一定不要过多食用酸味食物，增加肠胃负担。

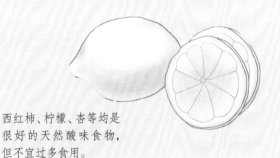

西红柿、柠檬、杏等均是很好的天然酸味食物，但不宜过多食用。

要重点补充维生素

维生素对保证早期胚胎器官正常发育有重要作用。维生素 A 可促进胎宝宝生长及嗅觉的正常发育。孕妈妈在孕早期对维生素 A 的需求比非孕期要多出 20%~60%。维生素 E 可促进胎儿的大脑发育，并预防习惯性流产。孕妈妈在孕早期对维生素 E 的摄入应以每日 12 毫克为宜。维生素 B_{12} 是人体三大造血原料之一，孕妈妈缺乏维生素 B_{12} 易出现贫血，影响胎宝宝的发育和成长。

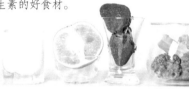

新鲜蔬菜、水果是补充维生素的好食材。

维生素 A 多存在于动物性食品和部分蔬菜中；维生素 B_{12} 只存在于动物性食品中，如鸡蛋、奶和肉类。

有疑惑问医生：

刚怀孕，孕妈妈要忌食哪些东西？

罐头食品：含有亚硝酸盐和添加剂。

香烟：含有多种有害物质，如一氧化碳、焦油、尼古丁等，都会对胎宝宝产生严重伤害，孕妈妈一定不要抽烟。

酒：含有酒精会通过胎盘影响宝宝大脑，造成不可逆的伤害。

本月营养食谱推荐

菠菜炒鸡蛋

原料: 菠菜 300 克, 鸡蛋 2 个, 葱丝、酱油、盐各适量。

做法: ①菠菜洗净, 切段, 用沸水焯烫; 鸡蛋打散。②油锅烧至八成热, 倒入蛋液炒熟盛盘。③另起油锅烧至七成热, 放入葱丝炝锅, 然后倒入菠菜段, 加适量盐、酱油翻炒。④倒入炒好的鸡蛋, 翻炒均匀出锅即成。

功效: 菠菜富含叶酸, 有利于胎宝宝的神经系统和大脑发育; 菠菜中维生素 A 的含量比一般蔬菜多, 能维持和促进孕妈妈机体免疫功能。

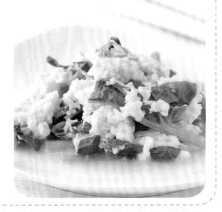

鲫鱼汤

原料: 鲫鱼 300 克, 葱花、盐各适量。

做法: ①将鲫鱼洗净, 去内脏和鱼鳞。②将鲫鱼放入锅内略煎, 加水炖煮至熟, 加葱花、盐调味即可。

功效: 鲫鱼含丰富的蛋白质、脂肪、维生素、铁、钙、磷等营养物质, 且易于消化吸收, 经常食用能够增强抵抗力。

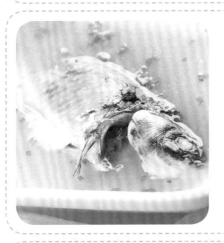

海带鸡蛋卷

原料: 海带 100 克, 鸡蛋 2 个, 生抽、醋、花椒油、香油、盐、鲜贝露调味汁各适量。

做法: ①海带洗净, 切长条; 鸡蛋摊成蛋皮, 切成与海带差不多大小的尺寸。②锅内加清水、盐烧开, 放海带煮 10 分钟后过凉水。③海带摊平, 铺上蛋皮, 沿边卷起, 用牙签固定。④将鲜贝露调味汁、香油、醋、生抽、花椒油调成汁, 佐汁同食即可。

功效: 海带含有大量膳食纤维, 可帮助孕妈妈排毒瘦身。

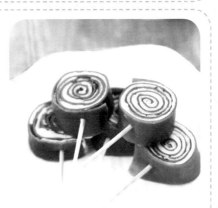

这样做胎教，宝宝更聪明

准爸爸 5 分钟诗词胎教

对胎宝宝进行胎教是一件不容忽视的大事，是培养宝宝高智慧并帮其茁壮成长的推动力。胎教绝不是孕妈妈一个人的事情，准爸爸的参与不仅能让孕妈妈感觉到被重视与疼爱，胎宝宝也能感受到孕妈妈愉快的心情，这样他会更健康、更快乐。准爸爸每天给胎宝宝读一首诗，将美的种子播撒在胎宝宝的心田！

采葛
《诗经》

彼采葛兮，一日不见，如三月兮！

彼采萧兮，一日不见，如三秋兮！

彼采艾兮，一日不见，如三岁兮！

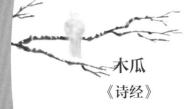

木瓜
《诗经》

投我以木瓜，报之以琼琚。

匪报也，永以为好也！

投我以木桃，报之以琼瑶。

匪报也，永以为好也！

投我以木李，报之以琼玖。

匪报也，永以为好也！

饮酒
[晋] 陶渊明

结庐在人境，而无车马喧。

问君何能尔？心远地自偏。

采菊东篱下，悠然见南山。

山气日夕佳，飞鸟相与还。

此中有真意，欲辨已忘言。

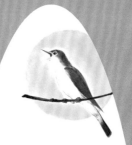

关雎
《诗经》

关关雎鸠，在河之洲。

窈窕淑女，君子好逑。

参差荇菜，左右流之。

窈窕淑女，寤寐求之。

求之不得，寤寐思服。

悠哉悠哉，辗转反侧。

参差荇菜，左右采之。

窈窕淑女，琴瑟友之。

参差荇菜，左右芼之。

窈窕淑女，钟鼓乐之。

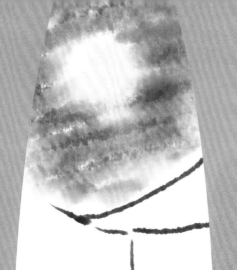

临江仙

[明] 杨慎

滚滚长江东逝水,

浪花淘尽英雄。

是非成败转头空。

青山依旧在,

几度夕阳红。

白发渔樵江渚上,

惯看秋月春风。

一壶浊酒喜相逢。

古今多少事,

都付笑谈中。

望天门山

[唐] 李白

天门中断楚江开,

碧水东流至此回。

两岸青山相对出,

孤帆一片日边来。

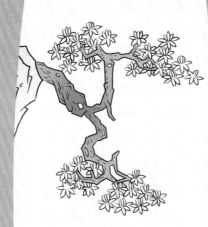

敕勒歌

《乐府诗集》

敕勒川,阴山下。

天似穹庐,笼盖四野。

天苍苍,野茫茫。

风吹草低见牛羊。

送杜少府之任蜀州

[唐] 王勃

城阙辅三秦,风烟望五津。

与君离别意,同是宦游人。

海内存知己,天涯若比邻。

无为在歧路,儿女共沾巾。

静夜思

[唐] 李白

床前明月光,

疑是地上霜。

举头望明月,

低头思故乡。

夜宿山寺

[唐] 李白

危楼高百尺,

手可摘星辰。

不敢高声语,

恐惊天上人。

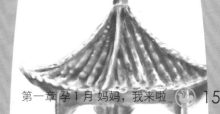

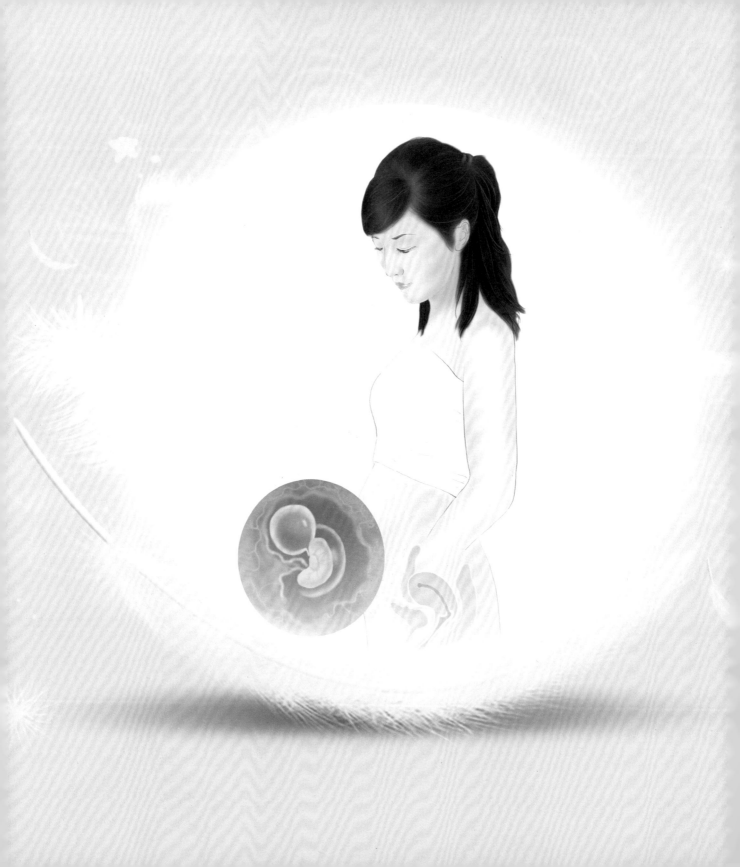

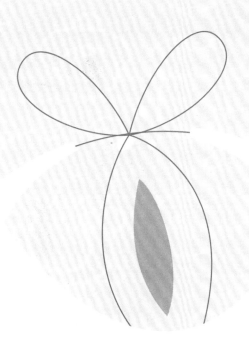

第二章 孕2月

谢谢妈妈的温柔呵护

　　就在爸爸妈妈沉浸在得知怀孕的这一喜讯中时，我依然努力地发育着。到本月末，我的手脚看上去就像两支可爱的"小短桨"，小心脏也开始跳动了！此时妈妈的妊娠反应已经开始了。妈妈你忍一忍，过些日子就会好的。现在的我还很弱小，妈妈你要时刻呵护好我哟，别让外面不好的因素影响到我，等我再强壮些，就有自己的抵抗力啦！

本月要点提醒

孕 2 月，胎宝宝着床不久，在子宫内还不够稳定，易发生流产。孕妈妈要多注意生活起居的细节，避免危险的发生，尤其要避免跌倒，重点保护好腹部。

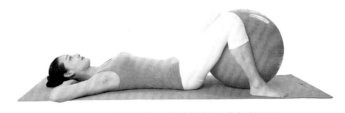

孕早期没有运动习惯的孕妈妈可以先做一些舒缓的瑜伽运动。

饮食与营养

强迫自己吃不可取：孕吐时，孕妈妈不用强迫自己吃，只要选择喜欢吃的食物就可以了。

吃清淡开胃食物：孕早期是妊娠反应较严重的时期，孕妈妈可以多吃些开胃又营养的清淡食物，有助于缓解孕吐，如面条、苏打饼干。

每天摄取 7535~7953 千焦[注]：孕 2 月，孕妈妈不需要额外增加热量，每天摄取 7535~7953 千焦即可。

孕期运动注意事项

不宜做过于剧烈的运动：孕 2 月，胚胎尚未与孕妈妈紧密联结，过于剧烈运动或他人无意碰撞腹部都容易造成流产。

运动并无特殊禁忌：如果没有异常的情况，孕妈妈在整个孕期是可以一直做运动的，并且程度依照孕妈妈本身的适应度作为依据。

生活保健

警惕孕期腹痛：许多孕妈妈都会有下腹隐隐作痛的感觉，这种情况通常会在两三周后消失。如果腹痛较严重并且具有持续性，一定要及时就医。

不要穿高跟鞋了：孕妈妈穿高跟鞋走路、站立时，腹部需要用力，且易崴脚，很容易造成意外。

注：千卡与千焦均为热量单位，1 千卡 =4.186 千焦。

孕 2 月，孕妈妈的行动宜稳，因此走路时每一步都要停稳了再走，要避开湿滑的地面，以减少孕妈妈滑倒的风险。

体重管理

增重约 1 千克以内很合适：本月孕妈妈的体重增长 1 千克以内是理想的，不过因为妊娠反应，本月对增加体重并不强求。

体重轻微减轻很正常：本月，孕妈妈会因为孕吐反应出现体重减轻的情况。这时的孕妈妈可不要盲目大补，只要在能吃的时候，摄入全面的营养就能保证自己和胎宝宝的健康了。

孕期不适巧应对

孕吐：孕妈妈可以多吃些偏中性或偏碱性的食物，以缓解早孕反应，如苏打饼干、面条、豆腐、草莓等。

胎停育：医学上将怀孕早期胚胎停止发育的现象称为胚胎停育。若孕妈妈不幸被确诊为胚胎停育，最好在医生的指导下做人工流产处理，不宜盲目保胎。

本月产检重点提前知

孕 2 月胎宝宝还非常小，此时的孕妈妈基本不需要频繁到医院去做孕期检查，但可随时进行优生咨询。

本月产检项目

★ 血压检查：时刻监测孕妈妈的血压值。

★ B 超检查：计算出胎囊大小，根据胎头至臀部的长度值即可推算出怀孕周数及预产期，此外还能监测有无胎心搏动及卵黄囊等，及时发现胚胎的发育异常情况。

★ 血色素及血细胞比容的检查（血常规检查）：检查是否有贫血现象。

★ 体重检查：随时监测体重增长情况。

★ 尿常规检查：尿检有助于尿路感染和肾脏疾患早期的诊断。

本月产检的注意事项

🔍 孕妈妈如果没有特殊要求，医生一般会选择做阴超检查，便于更清晰地看见孕妈妈的情况。一般来讲，本月是阴超顺利过渡到腹超的时期，所以孕妈妈不需要刻意憋尿。

🔍 血常规检查不需要孕妈妈空腹，预约检查前孕妈妈可咨询医生，如果有具体要求，如测血糖、肝功能等，则需要空腹。

🔍 衣着宜宽松、易脱，宽松的衣物能节省穿脱时间，也能让孕妈妈本来紧张的心情得以放松。

B 超检查注意事项

虽然 B 超对胎宝宝的伤害微乎其微，但孕妈妈如果没有任何异常感觉，B 超是没有必要频繁做的。

★ 二维彩超的辐射极低，并没有限制次数的要求，但因孕妈妈过于焦虑的心情，担心宝宝有问题而频繁去医院做 B 超是完全没有必要的。

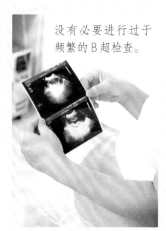

没有必要进行过于频繁的 B 超检查。

★ 四维彩超也没有严格的次数限制，但一次彩超的时间不要持续太长。

有疑惑问医生：

优生四项检查刚检查出怀孕，请问可以做 CT 吗？CT 要比普通 X 射线辐射强很多，孕妈妈孕早期接受 CT 照射，尤其照射在腹部，有致胎儿畸形的危险。因此，若不是病情需要，孕妈妈最好不要做 CT 检查。

第5周(第29~35天)

如果本周孕妈妈的月经迟迟没有到来,那么恭喜你,你已经升级为孕妈妈了!为了进一步确认胎宝宝的到来,你可以到医院进行检查确认受孕情况,同时向医生咨询孕期的注意事项以及接下来产检的时间,为自己和胎宝宝的孕育之旅做好充分的准备。

孕妈妈:迎接属于你的幸福时刻

由于雌性激素和孕激素的作用,孕妈妈的乳房会变得很敏感,如胀痛、乳头触痛等,还会发现乳晕、乳头的颜色变深了。有些孕妈妈还会时常感觉疲劳、犯困,此时不要强迫自己去工作或运动,保证足够的休息最为重要,有些孕妈妈甚至可能会出现孕吐,这是正常现象,孕妈妈不要因此而烦恼或拒食。在胎宝宝中枢神经系统生长发育的关键时期,孕妈妈补充叶酸、DHA(全名二十二碳六烯酸,俗称"脑黄金")和各种维生素,能让胎宝宝更健康。

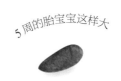
5周的胎宝宝这样大

宝宝发育看得见

本周胎宝宝正式进入胚胎期,长0.4~0.8厘米,像一粒小芝麻。眼睛、耳朵、鼻子、嘴巴的位置已经有了小窝窝,并且出现了大脑和脊髓的最初线条,线条内有"小沟"形成。

孕5周(第29~30天)	孕5周(第31~32天)	孕5周(第33~35天)
胎宝宝正在持续发育,虽然现在还不是一个轮廓清晰的小人儿,但是他正在向着这个模样努力着。孕妈妈要为胎宝宝的生长提供养料支持。	胎宝宝持续发育,重量也在不断增加。这个时期他会直接从孕妈妈的血液里获得营养,所以孕妈妈不用担心孕吐会影响胎宝宝的营养吸收。	小小的胚胎正不断伸长,神经系统开始发育,脑与脊髓开始形成。肌肉与骨骼也开始发育。宝宝的心室正在形成,心脏即将跳动。

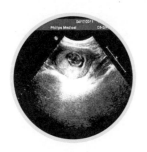
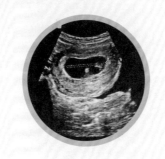
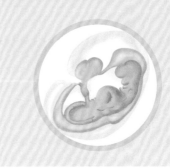

体重管理有方法

本月和孕1月一样，孕妈妈的体重增长也并不明显，而且随着身体内分泌的变化，孕妈妈此时可能还会出现明显的孕吐。有些孕妈妈会因为食欲缺乏，出现体重轻微减轻的情况。这时孕妈妈不必强求自己吃多少，保证营养全面即可。

体重增长约1千克很合适

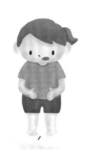

孕2月，孕妈妈的体重增长控制在1千克以内是很理想的，不过因为妊娠反应，本月对增长体重并不强求，只要胎宝宝的各项指标都在正常范围内就可以了。需要注意的是，妊娠反应并不明显的孕妈妈，虽然胃口比其他孕妈妈好，但也不能狂吃猛补，保证本月体重增长不超过1千克即可。

> 孕妈妈的肥胖程度与胎宝宝的健康有一定的关系，并不是孕妈妈越胖，胎宝宝就越健康。孕妈妈太胖，反而不利于胎宝宝健康发育。

体重轻微减轻很正常，不可大补

孕2月，孕妈妈会出现妊娠反应，没有胃口、易恶心、吃了就吐是很多孕妈妈在本月要面临的问题，同时也会出现体重减轻的情况，孕妈妈可不要先入为主地认为体重减轻就代表营养不够。孕妈妈出现妊娠反应，吃得少，摄入热量少，体重自然会有所减轻，此时，孕妈妈不要盲目大补，只要在能吃的时候，摄入全面的营养就能保证自己和胎宝宝的健康。

健康增重有方法

本月很多孕妈妈的体重会有所减轻，此时并不强求孕妈妈增加体重，只要保证胎宝宝正常发育即可。

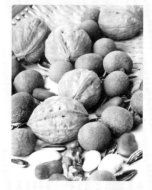

★适当吃一些零食，可以是坚果类的零食。坚果类零食热量较高，且富含不饱和脂肪酸和多种维生素，既可以帮助孕妈妈增重，又能保证孕妈妈的营养。

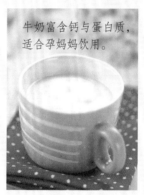

牛奶富含钙与蛋白质，适合孕妈妈饮用。

★三餐之外加餐。每天吃5餐，加餐宜选用牛奶、酸奶、鸡蛋、坚果等富含蛋白质的食物。另外，孕妈妈要吃肉，可吃一些精选的上等猪瘦肉，最好每天食用量达到200克以上。

有疑惑问医生：

怕长胖，怀孕期间能减肥吗?

怀孕期间不宜通过节食的方法减肥，孕妈妈体重过轻易生出低体重儿。体重低于2.5千克的新生儿被称为低体重儿，这样的宝宝皮下脂肪少，保温能力差，呼吸和代谢机能都比较弱，容易患病。孕妈妈可以通过健康饮食和运动的方式控制体重。

本周胎宝宝还很小，但面部器官已形成，孕妈妈可在医生的指导下看出胎宝宝的变化，是不是心里感到十分开心！

孕妈妈：你可能会"害喜"

孕妈妈的乳房变得又大又软，乳头周围会出现深褐色结节，触碰时可能会有疼痛感。孕妈妈的基础体温仍持续升高，可能会感到更加疲惫。由于孕期荷尔蒙继续增加，孕妈妈的孕吐加重，整整一天都感到恶心。除了孕吐，本周孕妈妈可能会经常感到胃部不适，有烧灼感，并伴有心口痛。如果胃部烧灼感很严重，可在医生的指导下用药。恶心、呕吐、尿频、疲劳、困倦、急躁、烦闷等症状都是正常的妊娠反应，孕妈妈不要过分担心。

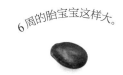

6 周的胎宝宝这样大。

宝宝发育看得见

此时胎宝宝长 0.6~0.8 厘米，胎重约 3 克，就像一颗西瓜子。面部基本器官成形，发育早的胎宝宝的心脏已经有了自主的跳动，可达到每分钟 140~160 次。

孕 6 周(第 36~37 天)

胎宝宝面部的线条开始发育，下巴、双颊、上颚和耳朵的轮廓开始出现。胎宝宝马上就要成为一个"有头有脸"的"大人物"了，快来猜猜胎宝宝的脸型像谁吧！

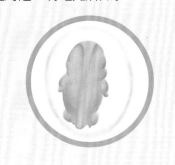

孕 6 周(第 38~39 天)

最初的胎盘细胞在子宫内膜着床，这将为胎宝宝的血液输送制造空间。胚胎现在在孕妈妈的腹中快速生长，但孕妈妈的身体可能对这一切毫无所知。

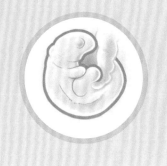

孕 6 周(第 40~42 天)

胎宝宝眼睛内的晶状体开始形成，可以使进入眼睛的光线聚集在视网膜上，形成清晰的影像。胎宝宝的整体外形还是弯曲的，呈字母"C"状。

关于孕吐那些事

孕吐是很多孕妈妈都要经历的,一般在孕12周左右结束。孕吐不会影响胎宝宝发育,因此孕妈妈不要太过担心。为了缓解孕吐,孕妈妈可以适量吃些天然的酸味食物,绝不能因为孕吐就不吃东西;尽量避免让自己觉得恶心的食物或气味。

早晨起床这样做防孕吐

孕妈妈稳稳神再起床;准备一杯水,不太甜的蜂蜜水也可以;吃一小片面包;吃一小块苹果。如果不是冬天,可以适当吃点凉拌菜,开胃又止吐。

不用担心孕吐会影响胎宝宝发育

孕吐是胎宝宝自我保护的一种本能。虽然孕吐暂时影响了营养的摄入,但在孕早期,胎宝宝的营养需求相对后期较少,而且会从孕妈妈的血液里直接获得,因此,孕妈妈不用担心孕吐会影响胎宝宝的营养供给。解决孕吐最好的办法是能吃多少吃多少,想吃什么吃什么,适当调整饮食。

孕妈妈如果孕吐过于严重,且持续时间长,出现明显消瘦、极度疲乏、尿量减少的症状,可寻求医生帮助,进行纠正脱水及电解质紊乱、止吐的治疗。

缓解孕吐的食物

孕妈妈可以通过食物缓解孕吐。

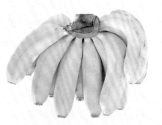

香蕉:香蕉能缓解胃酸对胃黏膜的刺激,保护胃黏膜,有助于缓解孕吐。

柠檬:柠檬的酸味可以解腻,孕妈妈喝些柠檬水有助于缓解孕吐症状。

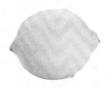

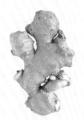

姜:姜可以快速缓解孕吐,如果感到恶心,孕妈妈含两片姜,能有效缓解孕吐情况。

西红柿:西红柿酸甜的口感有助于改善食欲,缓解孕吐。

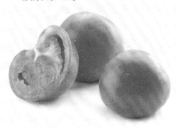

对于上班族妈妈,为应对孕吐,上下班路上可以准备一个塑料袋、手帕纸及一杯温水等。

孕期保健有讲究

孕 2 月，胎宝宝还很小，这就为孕妈妈运动提供了很多方便。但要选择合适的环境和天气，运动时应慢慢开始，运动量要适当。

护肤品要选对

孕期，孕妈妈可以维持原来的护肤程序。在护肤品的选择上，孕妈妈只要注意避开含酒精、维生素 A 及其衍生物、水杨酸、二苯酮类的护肤品、防晒霜即可。如果孕妈妈还是担心，可以选择孕产妇专用的洁面、护肤产品，但需要到正规商场或超市选择正规厂家生产的产品。

告别指甲油等彩妆

指甲油以及洗甲水之类的化妆品往往含有一种名叫"酞酸酯"的物质，容易引起孕妈妈流产及影响胎宝宝发育。

香水中添加的某些成分可能对胚胎有潜在威胁，但只需要自身不喷香水即可。他人身上的香水浓度太低，对胎宝宝较难造成威胁。孕妈妈如果实在担心可换到一个空气流通好的位置。

有疑惑问医生：

孕早期的孕妈妈适合长途旅行吗？

现在正处于孕早期的危险期，不适合长途旅行，不宜长时间乘坐交通工具。孕妈妈乘私家车时，应注意车内清洁、空气流通。

孕早期运动要注意

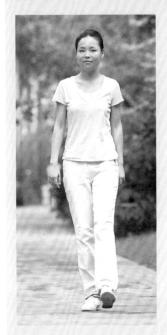

孕妈妈尽量选择天气晴朗、空气质量好的时间散步。

★ 参考项目：散步、慢跑、打沙弧球、台球。

★ 运动时间：每次不超过 30 分钟。

★ 前 3 个月，孕妈妈的子宫增大不明显，孕妈妈几乎感觉不到胎宝宝的重量，因此运动起来不会太辛苦。

★ 散步和慢跑可以帮助消化、促进血液循环、增加心肺功能，而打沙弧球和台球是调节心情的运动方式。

孕期洗澡有讲究

水温不宜过高：孕妈妈洗澡时应调成合适的水温，一般以 37~38℃为宜，喜爱热水澡的孕妈妈可以适当提高 1℃。但温度不宜过高，过高的水温可能导致孕妈妈晕倒。

不宜坐浴：孕妈妈怀孕期间自我免疫能力减弱，坐浴的话，水中的细菌、病毒易进入阴道，增加泌尿系统感染的风险。

时间不宜过长：浴室内环境闭塞，温度高、湿度大、氧气供应相对不足，会使孕妈妈脑部的供血不足，有可能会让孕妈妈跌倒。

这样做，远离流产

怀孕是一个特殊的生理时期，孕妈妈为了保证自己和胎宝宝的健康，要特别注意饮食起居等细节；还要尽可能防止意外，如外伤、腹部撞击、跌倒等情况，避免引起流产。

先兆流产为哪般

如果孕妈妈发现阴道有少量流血，下腹有轻微疼痛、下坠感或感觉腰酸，很可能是先兆流产。孕妈妈不要慌张，先要卧床休息，保持情绪稳定，避免紧张。如果经过休息后，出血停止，胚胎正常，则可以继续妊娠；如果出血情况没有改善，应立即到医院就医。

即使孕妈妈发现有先兆流产症状，也千万不要自行服用保胎药，以免对胎宝宝造成不利影响。

不宜做过于剧烈的运动

孕2月，胚胎尚未与孕妈妈紧密联结，强烈的腹部运动或碰撞腹部都容易造成流产。因此，孕妈妈应避免做剧烈的运动及重体力劳动。

有疑惑问医生：

怀孕了，实在呕吐得厉害，能吃药吗？
从孕妈妈身体健康及胎宝宝发育的角度来看，孕妈妈最好不要通过药物方式缓解早孕反应。孕妈妈可通过调节饮食的方式来缓解妊娠呕吐，如果孕吐实在严重，可在医生指导下用药缓解。

生活习惯好，流产靠边站

★ **不要过度劳累**：怀孕初期要避免体力劳动，家务活要量力而行。同时要保持良好的睡眠，多休息。

★ **不宜吃不健康的食物**：孕期应吃富含各种维生素及微量元素的食物；不吃不健康的食物，如油炸食品、腌制食品等。

★ **注意阴道清洁**：阴道炎症也会诱发流产，因此要坚持清洗外阴，一旦发生阴道炎症，要及时治疗。

★ **尽量减少性生活**：孕早期胚胎组织在子宫壁上附着得不够牢固，是流产的高发期。此时进行性生活，会使孕妈妈的宫颈受到刺激，容易导致流产。如果有性生活，准爸爸一定要坚持戴安全套，因为精液中的前列腺素会增加孕妈妈流产风险。

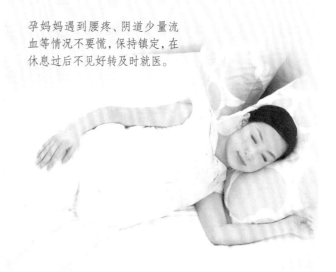

孕妈妈遇到腰疼、阴道少量流血等情况不要慌，保持镇定，在休息过后不见好转及时就医。

第7周（第43~49天）

恶心、呕吐、嗜睡等怀孕症状让孕妈妈一时无法适应，这种痛并幸福的日子将成为孕妈妈深刻的回忆。如果觉得实在难熬，就想想腹中的胎宝宝，相信什么样的痛苦都会变得可以忍受。孕妈妈的坚强、隐忍，是对腹中胎宝宝最直接的关爱和付出，加油吧！

孕妈妈：别让孕期不适打败你

早晨醒来后可能会感到难以名状的恶心，而且嘴里有一种说不清的难闻味道，这是怀孕初期大多数孕妈妈都会遇到的情况。此时，孕妈妈的饮食可以以米饭、馒头、面条为主，宜选用健胃和中、降逆止呕的食物调理。

7 周的胎宝宝这样大。

宝宝发育看得见

本周，胎宝宝长到 1~1.2 厘米，胎重约 4 克，如同一粒杏仁，已具有人的雏形，可以区分出头、身、手、脚的形态。四肢末端开始长出手指和脚趾了，虽然还微微相连着，但不久后会慢慢地分开。此时，肝、肾、肺、肠道的形成已接近尾声。

孕 7 周（第 43~44 天）

胎宝宝的胳膊和腿开始慢慢发育，现在看起来像四只鼓鼓的小鱼鳍。随着时间的推移，"小鱼鳍"会变成真正的小胳膊和小腿，并慢慢变长，形成原始的小手和小脚丫。

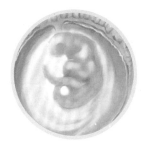

孕 7 周（第 45~46 天）

胎宝宝的大脑继续发育，面部的五官逐渐形成，鼻窝已经很明显了。透过胸腔可以看见正发育的心脏。肾脏已经形成，约 1 周内，肾脏开始产生尿液。

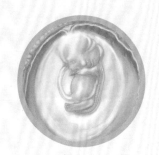

孕 7 周（第 47~49 天）

胎宝宝的大脑正在迅速发育，因此头要比躯干大得多。从脸部可以很清楚地看到鼻窝。胎宝宝的腿看上去很像短桨，在接下来的日子里，"短桨"会逐渐发育成圆乎乎的小腿。

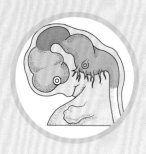

职场孕妈妈这样做最轻松

日常工作中，孕妈妈要注意保护自己和胎宝宝，在工作的间隙也要加强保健，这样才能确保孕妈妈和胎宝宝的健康，避免工作和孕育冲突。

每工作 2 小时休息 10 分钟

建议孕妈妈每隔 1.5~2 小时花 10 分钟时间使用呼吸放松法给大脑舒压，可大幅减轻压力。

推荐 1∶4∶2 呼吸法，即 1 拍吸气，4 拍吞气，2 拍吐气，更好的做法是 3∶12∶6。深呼吸的同时什么都不去想，孕妈妈可以摆脱焦虑的状况恢复正常。

少与复印机打交道

复印机工作时会产生臭氧，使人头痛和眩晕。如果孕妈妈的办公室里有一台复印机，可以和同事商量，把它放在一个空气流通比较好的地方。

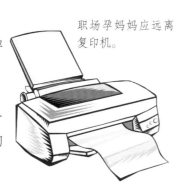

职场孕妈妈应远离复印机。

保持办公区域整洁

孕妈妈要养成良好的卫生习惯，每天工作之前，简单清理一下办公区域，可用抹布擦拭一下灰尘比较多的地方，尤其要注意清洁电脑屏幕，这是容易积存灰尘及细菌的地方。每天打扫卫生后，要记得洗手。

怎样吃好工作餐

对于工作餐，孕妈妈要"挑三拣四"，避免吃对胎宝宝不利的食物。一顿饭做到主食、肉类、蔬菜都有，基本达到营养全面均衡。

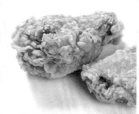

孕妈妈应尽量远离炸鸡、油条等油炸食品。

★ 最好不要吃油炸类食物，因为这些食物在制作过程中使用的油，可能是已经用过若干次的回锅油。这种反复沸腾过的油中有很多有害物质，孕妈妈要注意。

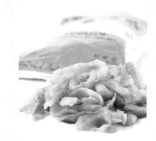

★ 孕妈妈不要吃太咸的食物，以防止体内水钠潴留，引起血压上升或双脚水肿。

有疑惑问医生：

放些植物的好处是什么？
孕妈妈可以在电脑旁摆放一盆仙人掌、波士顿蕨或绿萝这样的植物，不但可以调节心情，还能缓解视觉疲劳。

第 8 周（第50~56天）

这周，孕妈妈有了明显的感受，即将为人母的欢乐之情与担心胎宝宝健康成长的忧愁相互交替。要做一个坚强、漂亮、聪明的孕妈妈，不仅要学习各种孕期知识，还要注意自己的一举一动，用自己的行动去守护胎宝宝的健康。

孕妈妈：用行动守护胎宝宝健康

孕妈妈的腹部现在仍很平坦，但子宫正经历着一系列的变化，怀孕前的子宫就像一个握紧的拳头，此时增大了不少。阴道壁及子宫颈因为充血而变软，呈紫蓝色。此时，孕妈妈很容易便秘，因此可多吃香蕉、红薯、玉米、芹菜等富含膳食纤维的食物。

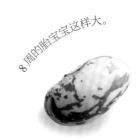

8 周的胎宝宝这样大。

宝宝发育看得见

本周，胎宝宝身长约为 1.2 厘米，胎重约 6 克，和一粒芸豆差不多重。此时胎形已定，可以分辨出胎头、身体及四肢，胎头大于躯干。腿和胳膊的骨头已经开始硬化，腕关节、膝关节、脚趾也开始形成，不久胎宝宝就可以开始四处游动了。

孕 8 周（第50~51天）

胎宝宝的小脑开始发育，大脑内被称为垂体或主腺体的部分也开始形成。大脑中的嗅觉球（与嗅觉有关）也正在发育。

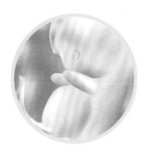

孕 8 周（第52~53天）

胎宝宝嘴唇开始形成，随着时间的推移，会发育成肉乎乎的小嘴巴。颌及面部肌肉开始形成。在胎宝宝的齿龈下面，牙齿开始形成。

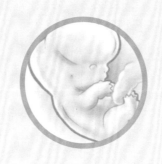

孕 8 周（第54~56天）

胎宝宝头部在迅速发育，颈部和躯干开始伸展，手看起来像扇贝的壳一样。不管胎宝宝是男是女，乳头都开始发育，肾脏开始产生尿液。

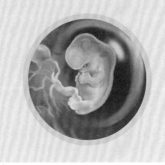

意外情况小心处理

孕2月是需要孕妈妈多加注意的时期，不过，只要小心处理，即使出现意外也能平安度过。

发热了，怎么办

如果孕妈妈只是轻微发热，可以采用物理治疗法，如用凉毛巾擦拭腋下、腹股沟等大血管浅表区域。若体温超过38.5℃，需及时就医。

如何预防胚胎停育

内分泌失调、子宫异常、生殖道感染、母胎之间免疫不适应，以及染色体问题都可以导致胚胎停育。孕妈妈要提前做好预防。

★ 做好检查。首次怀孕或自然流产一次没有必要特意做染色体检查，只有连续2次自然流产时才需要查双方染色体。若发现染色体异常，可考虑采取适当的辅助生殖措施规避。

★ 避免接触有害物质。新装修的房间不宜立刻入住，饮食上也要尽量选择干净无污染的食物。

★ 尽量避免孕前做X射线检查，尤其是针对腹部。

★ 备孕期和孕早期都要尽量不自行服用药物。

★ 戒烟戒酒。

★ 避免感染病毒。

孕2月是孕妈妈用药的高度敏感期。如果孕妈妈服用了药物，应及时到医院向医生说明情况，询问使用药物对胎宝宝的影响。

出现流产前兆怎么办

如果孕妈妈发现阴道有少量流血，下腹有轻微疼痛、下坠感或者感觉腰酸，可能是流产的前兆，这时孕妈妈要多休息。如果情况没有改善，反而严重，则需及时去医院寻求医生的帮助。

可能导致流产的因素

★ 过重的体力劳动。孕妈妈遇到提、搬重物情况时，宜请人帮忙。

★ 外伤。孕妈妈最好不要穿高跟鞋，以免走路不稳引起摔伤，也要避免登高等危险动作。

★ 剧烈性生活。孕妈妈应避免剧烈性生活。

★ 接触过有害物质。孕妈妈要尽量避开有苯、砷、汞、放射线等存在有害物质的环境。

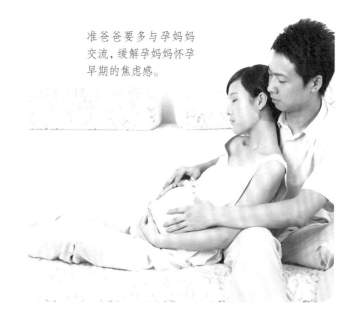

准爸爸要多与孕妈妈交流，缓解孕妈妈怀孕早期的焦虑感。

孕妈妈饮食营养宜忌

孕 2 月往往是妊娠反应最强烈的阶段，有的孕妈妈还会出现体重减轻的情况。所以这个月孕妈妈的饮食营养尤为重要，除了保证孕妈妈饮食合理、营养丰富外，孕妈妈喜欢的口味也是需要考虑的内容。

根据体质调整饮食

如果孕妈妈孕前营养状况欠佳，体质也弱，孕早期更应把增加营养当作保健的一项重要内容。如果孕妈妈不仅孕前营养、体质都偏弱，而且孕早期的早孕反应大，已到了体重迅速减轻、尿量减少的程度，应及时就诊，通过输营养液或其他医疗干预手段，帮助孕妈妈度过这段艰难的时期。

孕早期有孕吐的孕妈妈体重增长比较缓慢，所需营养与未孕时近似，所以饮食结构不用做大的调整，只要保证营养丰富、全面就可以了。

有疑惑问医生：

怀孕了需要多吃来补充营养吗？
孕早期胎宝宝还小，发育过程中不需要大量营养素。孕妈妈只要正常进食，并适当增加一些优质蛋白就可以满足胎宝宝生长发育的需要了。

宜吃豆制品和鱼类

★ 大豆不仅含有丰富的优质蛋白，还含有人体所必需的 8 种氨基酸，其中谷氨酸、天冬氨酸、赖氨酸等含量更是大米含量的 6~12 倍，孕妈妈适当吃有益健康。而且大豆富含卵磷脂，不含胆固醇，是不折不扣的健脑食品，也非常适合这个月的胎宝宝发育。

★ 鱼类有低脂肪、低胆固醇、富含优质蛋白质的特点，对孕妈妈的健康和胎宝宝发育大有裨益。保留鱼营养的最佳烹饪方式是清蒸或炖汤，而且易于消化，孕妈妈不妨多吃一些。不过，孕妈妈应尽量吃不同种类的鱼，而不要只吃一种鱼，多吃不同种类的海鱼更有利于营养均衡。

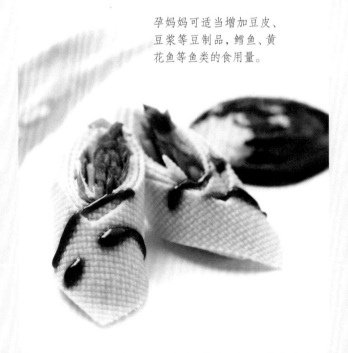

孕妈妈可适当增加豆皮、豆浆等豆制品，鳕鱼、黄花鱼等鱼类的食用量。

本月营养食谱推荐

水果拌酸奶

原料： 酸奶 125 毫升，香蕉、木瓜、苹果、梨各适量。

做法： ①香蕉去皮；木瓜洗净，去蒂、去子；苹果、梨洗净，去核；将所有水果均切成 1 厘米见方的小块。②将所有水果盛入碗内再倒入酸奶，以没过水果为宜，拌匀即可。

功效： 水果拌酸奶酸甜可口，清爽宜人，能增强消化能力，促进食欲，非常适合胃口不佳的孕妈妈食用。而且水果与酸奶制作成沙拉，可以补充充足的钙和多种维生素。

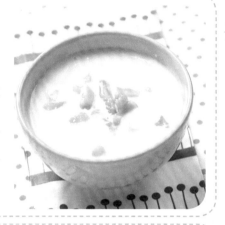

鸡脯扒小白菜

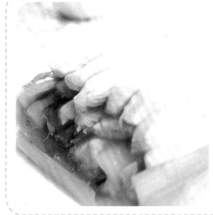

原料： 小白菜 200 克，鸡脯肉 100 克，牛奶、盐、葱花、水淀粉各适量。

做法： ①小白菜去根，洗净，切成 10 厘米长的段，用开水焯烫，捞出过凉水；鸡脯肉洗净，切条状，放入开水中余烫，捞出。②油锅烧热，放入葱花炝锅，加入盐，放入鸡脯肉和小白菜，大火烧开，加入牛奶，用水淀粉勾芡即成。

功效： 鸡肉含有丰富的蛋白质、钙、磷、铁和维生素 C 等营养物质，孕妈妈食用有利于胎宝宝的生长发育。

西红柿面片汤

原料： 西红柿 1 个，面片 50 克，高汤、盐、香油各适量。

做法： ①西红柿用开水略烫，去皮后切块。②油锅烧热，炒香西红柿成泥状，加高汤、面片烧开。③煮 3 分钟后，加盐、香油调味即可。

功效： 一碗热乎乎的酸甜西红柿面片汤，富含维生素 C、膳食纤维等，具有滋阴清火、健胃消食的作用，还可以预防孕妈妈便秘。

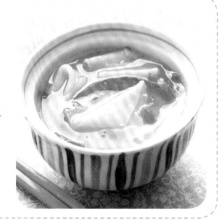

这样做胎教，宝宝更聪明
准爸爸 5 分钟陪伴胎教

突如其来的孕吐会让孕妈妈心烦意乱，这时候准爸爸应该出马了，快来给孕妈妈普及一下预防孕吐的方法吧！

将血糖控制在正常水平

对于处在"非常时期"的孕妈妈来讲，非常容易发生低血糖，出现恶心、呕吐、眩晕等症状。一日三餐或许并不能帮助孕妈妈预防低血糖。比较好的方式是少食多餐，通常为一天吃6次，但切记每次不要吃过量。

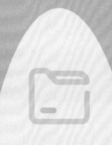

**尽可能避免接触
会引起孕吐的刺激物**

列出这些物品的黑名单，然后尽量避开。比如，厨房的油烟味让你难以忍受，那一定要加强厨房的通风。做饭时把抽油烟机开到"强吸"挡、打开窗户或排风扇，或者换一种方式来烹调，如清蒸、煮等。

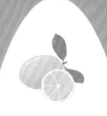

**准备一些减轻
孕吐的食物**

柠檬含有大量的柠檬酸，孕妈妈吃柠檬不仅可以解馋，还能有效地缓解孕吐，补充维生素和矿物质。苹果既可补充水分、维生素和必需的矿物质，又可调节体内水及电解质平衡。

**把冰凉的湿布
放在额头上或颈项后**

如果孕妈妈在孕吐的同时感觉头部隐隐抽痛，或是突然发热，此方法可有效缓解症状。

到户外呼吸新鲜空气

在庭院或人行道散步，但切勿走得太远。比平常吸进更多空气，然后像平常一样呼气。新鲜空气可舒缓肺部和身体。

放松别紧张

有些孕妈妈担心自己的孕吐会影响胎宝宝的发育。实际上，在怀孕前两个月时胎宝宝需要的营养还不多，轻度的孕吐不会影响到胎宝宝，即便孕妈妈孕吐情况严重，只要按照医生的指导执行，胎宝宝也会健康发育。

补水很重要

吸收足够的水分才能避免因孕吐造成的脱水，孕妈妈不仅要正常摄入水量，还要把丢失的水分补回来。不愿意喝白开水的孕妈妈，可以适当用牛奶、汤等来代替。

注意休息

孕妈妈要保证睡眠，多休息。在入睡前，尽量让自己保持愉悦、平静的心情；可以在入睡前看看书，听听轻音乐。为了避免起床后恶心，晚上睡觉前可以吃一些清淡的食物。

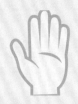

使用指压法

指压法是指利用身体的压点，帮助减轻疼痛和不适。当呕吐或恶心时，可以把手腕的压点作为目标。孕妈妈手掌朝上，把另一只手的拇指轻轻放在手腕中间，温和地推压按摩，这样可帮助缓解恶心症状。

刺激触觉

①尝试捏手臂；②握拳轻捶大腿；③稍微施力拉拉头发；④咬下唇；⑤用指甲掐前臂。这些动作可让你分散对恶心想吐或其他不适感的注意力。

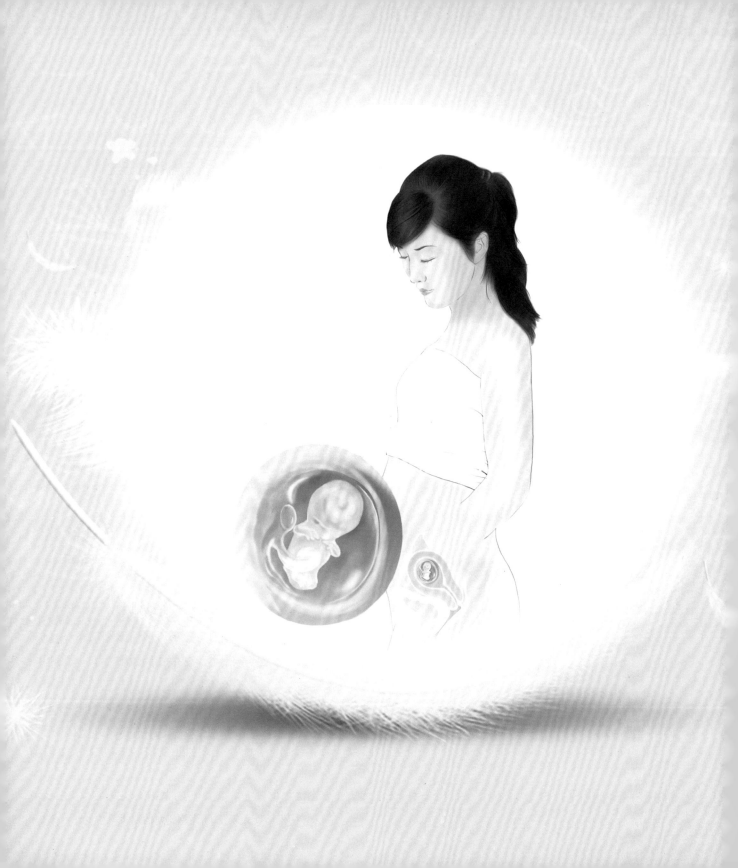

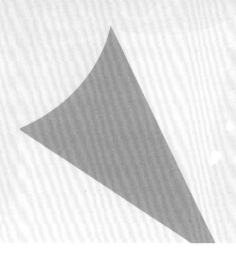

第三章 孕 3 月
孕吐，很快会过去

　　妈妈，我已经在你的肚子里住了 3 个月了，现在我可是个名副其实的胎宝宝了。现在的我还处于器官的形成和发育时期，依然对外界的各种不良刺激比较敏感，爸爸妈妈要好好保护我啊！妈妈的孕吐是不是越来越明显了？口味是不是也发生了很大的变化？妈妈别担心我会缺少营养，能吃多少就吃多少。我也会保护好自己的，把一些可能有害的物质拒之门外！妈妈再忍一忍，等我变得强壮些了，孕吐等不适症状就会结束的。

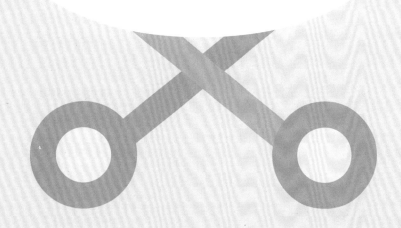

本月要点提醒

　　孕3月是胚胎器官形成的关键期，此时胎宝宝发育速度很快，孕妈妈的早孕反应可能更厉害了。只要平安度过孕3月，胎盘完全形成，孕妈妈就可以进入相对稳定、轻松的孕中期了。

饮食与营养

宜适量补充DHA、EPA： 孕3月是胎宝宝脑细胞迅速发展的关键时期，孕妈妈应适当补充DHA、EPA（二十碳五烯酸的英文缩写，鱼油的主要成分），当然营养全面、均衡也非常重要。

控制钠摄入量： 孕期孕妈妈的肾脏需要负责至少两个人的水电解质代谢，所以会有肾脏功能亢进的现象出现，此时，孕妈妈应尽量控制钠的摄入量。

吃饭要细嚼慢咽： 食物未经充分咀嚼，会加大胃的消化负担和影响营养的吸收，孕妈妈要做到细嚼慢咽，让孕吐期间吃进去的每一口食物都不浪费。

运动注意事项

根据实际情况运动： 不同的孕妈妈对运动的耐受性也不同，所以孕妈妈要量力而行，但不可不运动。适合孕妈妈的运动有散步、瑜伽等柔和的项目。

生活保健

买孕妇内衣： 孕3月，孕妈妈受激素影响，乳房开始增大，此时孕妈妈宜更换合适的内衣。

关注牙齿问题： 勤刷牙、勤漱口，有口腔疾病要主动就医，依照医生指示行事。

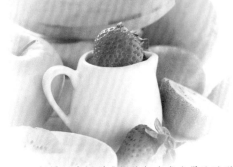

如果因为闻到难闻的气味或吃得油腻引起泛酸，孕妈妈都可以吃些新鲜水果。

由于本月的孕吐反应，孕妈妈可能会食欲不振，蔬果、苏打饼干等能缓解孕吐，孕妈妈可适当多吃一些。

体重管理

关注体重变化： 本月孕妈妈增重1千克以内较为适宜，但因孕吐不必强求。

不要过分控制体重： 很多孕妈妈在本月仍然被孕吐所苦，此时不必过分地控制体重，只要能吃下去就可以了。

孕期不适巧应对

小心致畸危险： 远离工作和家庭环境中可能对胎宝宝有潜在危害的电器，如电热毯等；暂时调离对胎宝宝有明确危害的岗位；不随意自行用药。

警惕宫外孕： 遇到宫外孕症状要及时到医院就诊，防止宫外孕发生破裂危及生命。

警惕葡萄胎： 若确定葡萄胎，孕妈妈只有终止妊娠，且至少1年后才能再次受孕或遵医嘱。

本月产检重点提前知

孕3月，伴随着孕妈妈的第一次产检，建卡、高龄孕妈妈特殊检查等问题接踵而来。这些检查和咨询关系到未来宝宝的健康，孕妈妈要谨慎对待。

本月产检项目

★ 乙肝六项检查：若女方是表面抗原阳性，怀孕后进行乙肝"三阻断"，能有效预防母婴传播，从而降低胎宝宝乙肝感染概率。

★ 多普勒听胎心音：怀孕第12~13周时，已经能听胎心音。

★ "四毒"检查：包括风疹病毒、巨细胞病毒、弓形虫病毒、单纯疱疹病毒。

★ 梅毒血清学检查：梅毒可造成流产、早产、新生儿先天性梅毒等。

★ 血色素及血细胞比容的检查（血常规检查）：检查是否有贫血现象。

★ 体重检查：随时监测体重增长情况。

★ 尿常规检查：尿检有助于肾脏疾患早期的诊断。

★ NTB超（颈后透明带扫描）、孕早期唐氏筛查：评估胎宝宝患有唐氏综合征的风险。

本月产检的注意事项

🔍 抽血当天，不要穿袖口过紧的衣服。

🔍 此次抽血需要空腹，不要吃早餐且应距离前一餐8小时。最好带些面包、牛奶等食物，以便抽血后补充能量。

🔍 抽血前别大量服用维生素，否则会导致结果失真。

专家解读产检报告

此次抽血，如发现红细胞和血红蛋白的数量减少到一定程度，孕妈妈可能是贫血了；一般报告单上箭头朝下，表明低于正常值；箭头朝上，表明高于正常值。

★ 在抽血检查中还会检查孕妈妈的抗体三项，即梅毒螺旋体抗体、艾滋病抗体和丙型肝炎抗体，化验单上通常会用字母进行标注，梅毒螺旋体为TP-AB，艾滋病为HIV，丙型肝炎则为HCV。正常为抗体阴性，检查单上会有"–"或者"阴性"标注；如果出现抗体阳性，通常会标注为"+"或者"阳性"，阳性则可能有病毒感染。

★ 此外，肝肾功能、凝血功能、甲状腺功能、维生素D检测也需要做。

有疑惑问医生：

听说南方的孕妈妈要筛查地中海贫血，为什么？地中海贫血是一种遗传性疾病，经常在宝宝出生3个月后发病。孕妈妈在孕3月最好进行一次地中海贫血筛查，尤其是南方（地中海贫血多见于我国广东、广西、四川等省区，长江以南省区偶见散发病例，北方则少见）的孕妈妈。

第9周（第57~63天）

本周，孕妈妈容易出现孕期疲劳。无论昼夜，大部分孕妈妈会感觉懒散、浑身无力，这是孕妈妈体内激素变化所致。同时恶心、呕吐等妊娠反应也会影响睡眠质量，孕妈妈可以在睡前采取一些措施以保证正常睡眠。

孕妈妈：各种孕期不适逐渐来袭

孕妈妈的子宫继续增大，已经有拳头大小了，增大的子宫压迫膀胱，使尿频加重。孕妈妈的乳晕和乳头颜色更暗，乳房更加膨胀，需要更换文胸来让胸部感到舒服一些。不过孕妈妈的体重没有增长太多，体形也变化不大。这段时间，由于妊娠反应严重，孕妈妈在工作上可能会力不从心，不要逞强，也不要觉得过意不去，相信领导和同事会谅解自己。工作期间可以每隔两三个小时到室外走动一下，活动身体，呼吸新鲜空气。

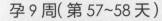

9周的胎宝宝这样大。

宝宝发育看得见

本周，胎宝宝长约 2 厘米，差不多和一颗葡萄一样重。现在胎宝宝所有的神经肌肉器官都开始工作了。胎宝宝的大脑、眼睛、嘴、内耳、消化系统、手、脚开始发育，面颊、下颌及耳郭已发育成形。

孕 9 周（第 57~58 天）

胎宝宝的面部有了大致的轮廓。通过 B 超，可以看到这初具雏形的小人儿。大脑继续发育，体积越来越大，眼睑即将形成。

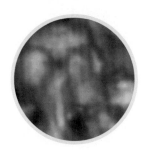

孕 9 周（第 59~60 天）

胎宝宝肾脏已经发育得很好，并开始产生尿液了。肾脏就像梧桐树叶一样，通过汲取新鲜有营养的净水，再蒸发掉多余无用的脏水，才能使梧桐树长得更魁梧。

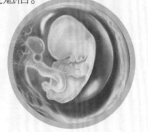

孕 9 周（第 61~63 天）

胎宝宝的眼睑已经形成，眼睛结构已经发育得很好（虽然它还没成熟到能进行视觉加工）。胎宝宝基本的身体比例正在发生变化，躯干开始伸长、伸直。

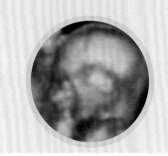

体重管理有方法

孕吐严重的孕妈妈体重也许还处于负增长状态，不要着急，随着孕吐的减轻，食欲慢慢恢复后，体重就开始慢慢增长了。本月孕妈妈要坚持多样补充、足量补充和优质补充的饮食原则。

体重可能不增反减

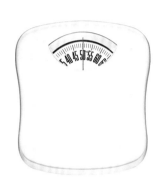

到孕3月末，胎宝宝会长到6厘米左右，重约7克，孕妈妈的体形不会有明显改变，可能自己也没有察觉到增加的体重。有些孕妈妈还会与孕2月一样，出现体重不增反减的情况，不用过分担心，维持营养均衡就可以了。如果孕妈妈早孕症状不严重，可以正常进食、补充营养，但不可盲目进补，要关注自己的体重，本月孕妈妈增重1千克以内较为适宜，不宜增重过多。

超重的孕妈妈患上妊娠并发症的概率比正常的孕妈妈高，分娩巨大儿的概率也随之增加，不利于顺产。

体重减轻，不要盲目增肥

孕早期，孕妈妈通常都会受到妊娠反应的影响，出现体重不增反减的情况。孕妈妈不要盲目认为怀孕就应该长胖，要先了解自身的状况，了解这一时期体重减轻的原因，以及是否会对自己和胎宝宝有不好的影响。

这个时候孕妈妈想要保持体重，就应该吃些营

不要过分控制体重

很多孕妈妈在本月仍然被孕吐所苦，此时不用过分地控制体重，只要能吃下去就可以了。

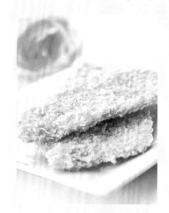

★ 孕妈妈在吃什么上面要有取舍，油炸等高热量食物不仅不能提供丰富的营养，还会让孕吐症状加重，所以孕妈妈一定要少吃。

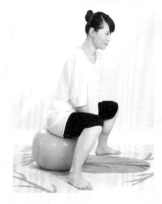

★ 本月孕妈妈可以简单做一些有助于顺产的运动，并根据自身情况决定是否参与运动，如果运动后喝水量足够多，但仍觉得口渴，而且小便也多，此时就需要适当减少运动量。

养均衡、低油低糖的食物，如杂粮、新鲜蔬菜等，而汉堡包、炸薯条、碳酸饮料、烧烤等易加重孕吐情况的油腻食物就不适宜食用了。

体重正常的孕妈妈如何管理体重

体重正常的孕妈妈不必过于限制脂类食物的摄入，但要保证食物品种多样化，并且注意食物热量，在保证营养均衡的前提下，选择能更好控制体重的食物，以保持体重合理增加。

第 10 周（第 64~70 天）

　　孕吐反应期，孕妈妈不用过分在意体重，只要能吃下去就可以，但也不要吃得过多，尤其是油炸等高热量的食物。运动可以转移孕妈妈对孕吐的部分注意力，孕妈妈可以根据自身情况选择运动的种类和强度。

孕妈妈：体验奇妙、充实的感觉

　　这周开始，孕妈妈的身形开始慢慢发生变化了，从外观上看，孕妈妈的肚子微微隆起，腰部会变得更粗，胸部也会增大，需要穿宽松的衣服了，也有些孕妈妈可能会因早孕反应出现体重减轻的情况。

　　由于胎盘激素分泌，有些孕妈妈情绪波动大，容易发脾气，可能会变得没有耐心，准爸爸应多多体谅。

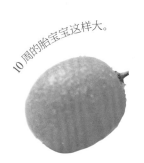

10 周的胎宝宝这样大。

宝宝发育看得见

　　胎宝宝的身长大约有 4 厘米了，胎重 13 克左右，与一颗小金橘等重。身体所有的部分都已经初具规模，各器官均已形成。胎宝宝的头占整个身体长度的一半左右。手腕和脚踝发育完成，并清晰可见；胎盘雏形形成。本周胎宝宝可以在羊水中自由活动了。

孕 10 周（第 64~65 天）

胎宝宝的视网膜已着色。胳膊长长了，且在肘部处弯曲。手指短小且有蹼相连。胎宝宝的"小尾巴"变得又短又硬。

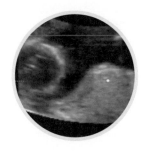

孕 10 周（第 66~67 天）

胎宝宝的四肢已初具"规模"，手指仍短小且有蹼相连。胎宝宝的外耳即将完成发育。腭骨正要形成。

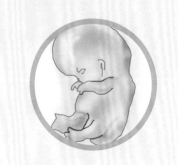

孕 10 周（第 68~70 天）

胎宝宝"小尾巴"消失，眼睑开始合拢，眼睛半闭着。手指与脚趾间的蹼消失了。透过皮肤，可清楚地看到胎宝宝正在形成的肝、肋骨和皮下血管。

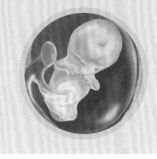

生活保健

孕早期是胎宝宝器官分化的关键阶段，也是胎宝宝最为脆弱的阶段。胎宝宝对来自各方面的影响特别敏感，孕妈妈掌握一些生活保健知识很必要。

宜多晒太阳

阳光中的紫外线可作用于皮下的脱氢胆固醇，促使人体合成维生素 D，有助于孕妈妈体内钙质吸收。孕妈妈宜保证每天到室外晒 30 分钟至 1 小时的太阳。

该买孕妇内衣了

孕 3 月孕妈妈受激素影响，乳房开始增大，以往的内衣大小可能已不符合孕妈妈的身形了。此时，孕妈妈宜更换合适的内衣，注意应选择纯棉质地的。

用清水清洗私处

孕 3 月体内孕激素持续旺盛分泌，会导致孕妈妈阴道分泌物增加，这是正常现象。随着糖原的增加和多种激素的影响，孕妈妈可能还会出现外阴瘙痒及灼热症状，此时首先应到医院进行白带常规检查，如果没问题，可以使用清水清洗外阴，缓解症状。除非是特别医嘱，孕妈妈最好不要用药物或冲洗液清洗外阴和阴道。

自然面对嗜睡、忘事

孕早期，孕妈妈容易感到疲劳、嗜睡，这时孕妈妈没有必要硬撑不睡，想睡就睡，充足的睡眠是胎宝宝正常发育的一种保障。怀孕期间，孕妈妈发现自己记忆力下降，经常忘东忘西，为此感到苦恼、伤心，其实大可不必，这些都是孕期的正常现象，放平心态，自然接受就可以了。

做家务需小心

孕 3 月孕妈妈可以根据自身的适应情况，酌情选择家务劳动，比如擦、抹家具，扫地、拖地等，但不能登高，也不要搬抬笨重家具，以防跌倒。

孕妈妈从地上捡东西时，要先屈腿蹲下；再慢慢直起腰身，将东西放置在腿上；最后慢慢站起。

依然严重的早孕反应

一般说来，孕妈妈的早孕反应最严重的时期是孕 8~10 周，大多数孕妈妈会在孕 9 周出现孕吐反应高峰。此时没有特别的方法应对，依然是清淡饮食、少食多餐、适量活动等。

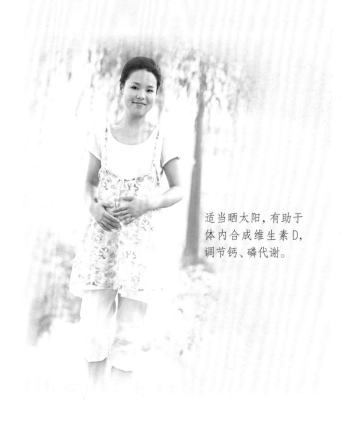

适当晒太阳，有助于体内合成维生素 D，调节钙、磷代谢。

关注孕期牙齿问题

怀孕会给孕妈妈带来很多改变，包括牙齿问题。孕妈妈可能会发现自己的牙龈经常出血，这是因为怀孕之后内分泌的变化，使得牙齿格外脆弱，极易让一些病菌和毒素乘虚而入，再加上孕妈妈可能一天少食多餐，致使口腔不洁。

护牙生活细节

★ 勤刷牙：除了正常的早晚两次刷牙之外，如果孕妈妈午饭后要小睡，最好再补刷一次。吃完东西要记住把食物残渣清理干净，不让蛀牙有可乘之机。

★ 勤漱口及用牙线：除了一天三次刷牙，每次吃完东西都要用温水漱口，或用医生指定的漱口水漱口，并用牙线清理留在牙缝中的食物残渣。

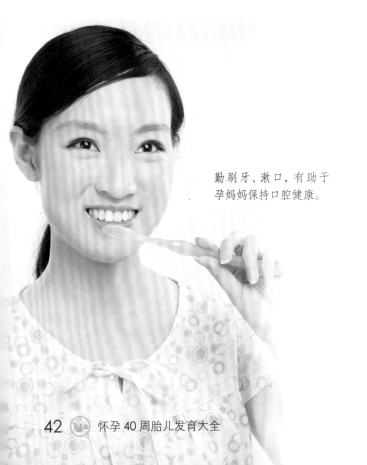

勤刷牙、漱口，有助于孕妈妈保持口腔健康。

最好选择在孕中期治疗牙齿疾病，因为此时孕妈妈身体和胎宝宝发育比较稳定。孕早期和孕晚期最好不要治疗牙齿疾病，因为在孕早期胎宝宝的器官尚在发育阶段，而孕晚期则担心孕妈妈因为紧张而造成宫缩，以致提前分娩。

★ 牙刷和牙膏选择好：选择软质、细毛、刷头很小的牙刷，并且每三个月务必更换；刷牙用温开水；不需要用药物牙膏，使用具有一般清洁功能的牙膏就可以了。

有口腔疾病要主动就医

一些孕妈妈怀孕后将注意力都放在了胎宝宝的身上，自己口腔方面的一些问题（牙龈出血、龋齿等）被忽视，这样是不可以的。只有孕妈妈自身健康了，胎宝宝才能够在安全、舒适的环境中健康成长，所以孕妈妈需时刻关注自身健康，及时与口腔科医生交流，获取专业的帮助。

尽量避免拔牙

孕早期胎宝宝还不稳定，各种外界不良的环境都可能会导致流产，拔牙这种疼痛感比较强的行为更是不可取；孕晚期拔牙则可能会诱发早产，对宝宝造成伤害。如果孕妈妈实在无法忍受必须要拔牙，最好选在孕中期进行，而且要遵循医生的指导。

出生前后需办理的证件早知道

生宝宝要办几个证？准生证、出生证、户口等去哪儿办、有什么条件、需要准备哪些材料……这些问题，很多孕妈妈都不清楚。因此，这里为孕妈妈收集了相关信息，希望能提供参考，具体事项需咨询所在地相关部门。

准生证（生育服务证）

准生证是宝宝的第一个证件，当孕妈妈计划想要一个宝宝或者在刚刚怀上宝宝的时候就应该着手去办理了。宝宝的出生、上户口以及其他福利都与它有密切关系。

出生证（出生医学证明）

孕妈妈在待产入院的时候，医院会要求填写《出生医学证明自填单》，主要填写项目包括婴儿姓名（可以暂时用乳名代替）、父母姓名及身份证号、居住地址、婴儿户口申报地、产房以及床位号等。

各个街道计生办所需要的相关证明材料可能会有差异，比如有的地方计生办需要《医疗保险手册》的原件和复印件，有的地方计生办还要求孕妈妈提供《妊娠诊断证明》，所以孕妈妈和准爸爸应尽量将材料准备齐全，以便能一次搞定。

上户口

宝宝出生后，该给宝宝上户口了，使宝宝在法律上正式成为家中一员，让他享受到应当享受的权利。

★ 所需材料：计划生育部门颁发的准生证、医院签发的出生证、父母的户口本。

★ 户口办理程序：到户口所属的派出所户口申报处申报户口，只需详细填写户口申请单进行户口登记就可以了。

★ 所需材料：夫妻双方户口本，夫妻双方身份证，结婚证原件和复印件，女方1寸免冠照片，夫妻双方初婚、初育证明等。

★ 办理单位：夫妻中一方户籍所在地乡镇（街道计划生育办公室）。

夫妻双方初婚、初育证明，可以由双方工作单位或户口所在地居委会开具，要加盖公章。

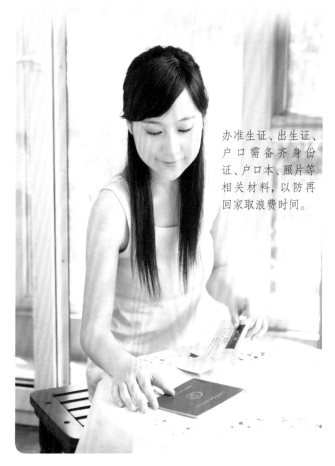

办准生证、出生证、户口需备齐身份证、户口本、照片等相关材料，以防再回家取浪费时间。

孕 11 周，孕妈妈下腹会有一些压迫感，甚至会有隐约的腰酸、下腹痛，这是正常的现象。另外，孕妈妈的体味也可能加重，易出汗，因此需要勤洗澡与更换内衣，最好选择纯棉质地。

孕妈妈：体形变化还不大

这一周孕妈妈的子宫会上升到骨盆以上，胎宝宝越来越安全了，孕妈妈不必过于担心流产的问题了。胎宝宝在子宫内也越来越活泼，每天都在做伸伸胳膊、踢踢腿的活动，但孕妈妈还不能感受到这些。这周孕妈妈的体形变化不大，一般人还看不出来，所以得不到一些"优待"，这时孕妈妈不要感到委屈，可通过听舒缓的音乐或者看轻松的杂志调节情绪。

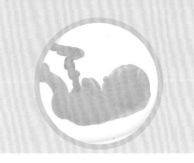

11 周的胎宝宝这样大。

宝宝发育看得见

孕 11 周，胎宝宝已经长到 6 厘米，胎重约 19 克，大小与一粒荸荠差不多。此时，重要的器官已经发育完全，基本度过发育的关键期，而且此时胎宝宝已经具有打哈欠与吞咽的能力了，真是越来越棒了。

孕 11 周（第 71~72 天）

现在胎宝宝头部变圆，占身长的一半，光看外生殖器还不能辨别胎宝宝的性别。另外，胎宝宝的脸看起来又扁又平。

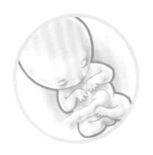

孕 11 周（第 73~74 天）

胎宝宝的双眼分得很开，不过在头部完成其发育之前，这只是个短暂现象。胎宝宝的身体继续伸展，躯干及姿势都变得更直。胎宝宝的皮肤在慢慢增厚，并且变得不那么透明了。

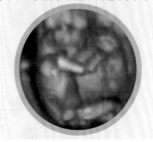

孕 11 周（第 75~77 天）

胎宝宝的骨骼及肌肉生长迅速，身体比例越来越接近新生儿的比例。胎宝宝的生殖器官开始发育了，要再过一段时间才能知道胎宝宝的性别。

正确地站立、行走、坐

对孕妈妈而言，随着孕期月份的增加，肚子会越来越大，行动起来也越来越不方便。如果在日常生活中姿势不正确，易引起整个身体的疲劳与不适。因此，孕妈妈必须注意日常生活中的一些小动作，保证正确的姿势，有助于孕妈妈轻松、安全地度过孕期。

孕妈妈这样站，不易疲劳

站立时可将两腿平行，两脚稍微分开，略小于肩宽，两脚要平直，不要向内或向外。这样站立，重心落在两脚之间，不易疲劳。若站立时间较长，则将两脚一前一后站立，并每隔几分钟变换前后位置，使体重落在伸出的前腿上，可以缓解久站的疲劳。

孕妈妈随着孕肚增大，易疲劳，应避免长时间站立。

孕妈妈这样走路，有益健康

孕妈妈行走时要背直、抬头、紧收臀部，保持全身平衡，稳步行走，不要用脚尖走路。到了孕中期和孕晚期，孕妈妈腹部负担重。如果行走吃力，也可利用扶手或栏杆行走，切忌急行。

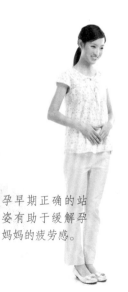

孕早期正确的站姿有助于缓解孕妈妈的疲劳感。

孕妈妈这样坐，安全又舒适

由于腰腹部的变化，孕妈妈最好将椅子的高度调整到 40 厘米左右；椅面宜选稍微硬一些的，过软的椅子会让孕妈妈更累，最好选择有靠背，且有薄垫子的木椅。

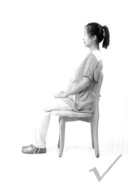

★ 孕妈妈想要坐下时，要先确定椅子是否稳固，然后用手确定椅面的位置，慢慢地由椅边往里靠，直到后背倚靠在椅背上。孕妈妈应尽量往后坐，臀部占椅子 2/3 面积以上。

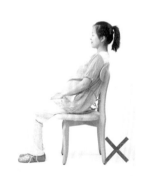

★ 坐时以上半身和大腿成 90° 的坐姿为宜，这样不易发生腰背痛。太往后仰，腹部肌肉会绷紧，使宝宝缺氧；太往前倾，又容易压迫胃部，引起胃部不适。

有疑惑问医生：

上班族孕妈妈需要久坐，会对胎宝宝有影响吗？
孕妈妈长期久坐容易导致胎盘供血不足，使胎宝宝在宫内缺血缺氧，严重的还会导致胎盘的血供受阻，引起胎盘早剥。所以，孕妈妈尤其是需久坐的上班族孕妈妈，应适当运动，以促进血液循环。

第 12 周（第 78~84 天）

恶心、呕吐、疲劳、嗜睡的症状此时已经减轻了许多，孕妈妈会感到精力充沛，食欲开始增加。孕妈妈应该放松心情，以平和的心态迎接即将到来的、相对舒服的孕中期。

孕妈妈：孕吐终于开始减轻啦

本周孕妈妈的体重会增长 0.9 千克左右，腰身也会变粗，更像一位孕妈妈了。此时，孕妈妈的乳房会更加膨胀，内衣的尺寸也要比平常大一号，同时臀部正在变宽。孕妈妈的子宫逐渐增大，孕 12 周时在肚脐和耻骨联合之间可以摸到子宫上缘了。本周末期，孕早期的不适反应会逐渐减轻，孕妈妈的胃口相对好转，也会时常伴有饥饿感。孕妈妈不妨平时随身携带一些零食，如核桃、瓜子、小蛋糕等，以防止饥饿，随时补充能量。

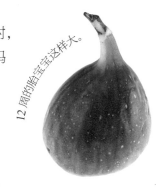

12 周的胎宝宝这样大。

宝宝发育看得见

孕 12 周，胎宝宝已经长到 9 厘米，胎重约 23 克，与一颗无花果差不多重。维持生命的器官已经开始工作，如肝脏开始分泌胆汁，已形成完整的肺，甲状腺和胰腺已完全形成，肝脏开始制造血细胞，肾脏分泌尿液到膀胱。胎宝宝身体的姿势变得不那么弯曲，而是更直了。

孕 12 周（第 78~79 天）

胎宝宝的声带正在形成，虽然它很快就会发育完善，可是胎宝宝现在还不能发出声音。只有离开妈妈的身体，呼吸到第一口新鲜的空气，宝宝才能发出最美妙的声音。

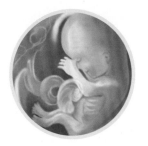

孕 12 周（第 80~81 天）

胎宝宝的大脑发育已经基本成形，脑袋还会不断地变大。有时候，胎宝宝还会好奇地张开嘴巴，通过嘴巴的张合，不停地吞咽和吐出羊水以获取氧气。

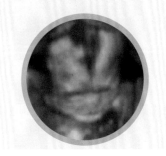

孕 12 周（第 82~84 天）

胎宝宝的上腭中坚硬多骨的部分完全形成，小鼻子也已经发育好了。头部增长速度开始放慢，而身体其他部位的增长速度则逐渐加快。手指和脚趾完全分开，一部分骨骼开始变得坚硬，并出现关节雏形。

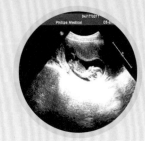

孕期不适小心处理

虽然怀孕已经进入第 3 个月了，但孕早期的高风险期依然没有过去，本月内孕妈妈仍要小心意外情况。

宫外孕，要及时就医

宫外孕是非常危险的，而孕妈妈也会有很多不符合妊娠反应的症状，如突然腹痛、阴道流血，甚至出现休克。多数宫外孕是在孕 2 月时被发现的，但也有些没有及时发现怀孕的孕妈妈会在孕 3 月时发现宫外孕的情况。一旦出现上述症状要及时到医院就诊，防止宫外孕发生破裂危及生命。

小心致畸危险

孕 3 月胎宝宝还很脆弱、不稳定，对外界的致畸因素依旧很敏感。此时，孕妈妈一定要对各种致畸因素"严防死守"，不让它伤害到胎宝宝。

药物致畸：很多药物都会导致胎宝宝畸形，所以孕妈妈千万不要自行用药。如果必须要用药，需在医生指导下进行。另外，也不要乱吃补药与补品。

环境致畸：孕妈妈在工作、生活中会接触铅、汞、镉等致畸物质的，要特别注意，及时远离此环境。在接触后，孕妈妈也先不要慌，应及时向医生咨询。

孕期注意预防感冒

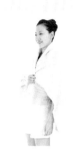
★ 注意保暖。孕妈妈要注意保暖，特别是足部的保暖。

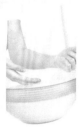
★ 勤洗手。孕期要勤洗手，尤其在碰触了钱、门把手、水龙头等后，要赶紧洗手。

★ 少去人群密集的公共场所。去逛超市、看电影时，要尽量戴上纯棉的或棉纱材质的口罩。

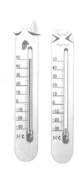
★ 适宜的室内温度。室温不宜过高或过低，室内外温差大易导致感冒。

警惕葡萄胎

葡萄胎一般是在孕 8~12 周发现的。孕妈妈怀葡萄胎也会有早孕反应，因此只有通过 B 超检查才能发现。若确定葡萄胎，孕妈妈只有终止妊娠，且至少 1 年后才能再次受孕，或遵医嘱。

发热是常见的致畸因素，热度越高，持续越久，致畸性越强。因此，孕早期务必要注意保暖。

孕妈妈饮食营养宜忌

孕妈妈孕 3 月的饮食营养要求依然是食品安全和营养均衡。孕妈妈宜从多种饮食中获取营养，不偏食、挑食。若早孕反应大，可适量增加饮食中富含矿物质和维生素食物的比例。

控制钠摄入量

体内钠含量较多，易引起水肿，并会导致孕妈妈患妊娠高血压。孕期孕妈妈的肾脏需要负责至少两个人的水电解质代谢，所以会有肾脏功能亢进的现象出现，此时，孕妈妈应尽量控制钠的摄入量。

多吃抗辐射的食物

在工作和生活当中，电脑、电视、空调等各种电器都能产生辐射。孕妈妈应多食用一些富含优质蛋白质、磷脂、B 族维生素的食物，如鱼、虾、粗粮、深绿色蔬菜等。

每天要吃早餐

经过一夜的睡眠，孕妈妈体内的营养已消耗殆尽，血糖浓度处于偏低状态，所以这时的早餐要比平常更丰富、更重要，不要破坏基本饮食模式。

每周吃一两次动物肝脏

食物中的维生素 A 来源于两部分：一部分直接来源于动物性食物，如动物肝脏、蛋黄、奶油等；另一部分来源于富含胡萝卜素的黄绿色蔬菜和水果，如胡萝卜、油菜、辣椒、南瓜、木瓜和橘子等，这些食物中的胡萝卜素在人体内可以部分转化成维生素 A。

猪肝富含铁和维生素 A，但孕妈妈不能多吃，应该坚持少量多次的原则，每周吃一两次，每次吃25~50 克。

宜适量补充 DHA、EPA

孕 3 月是胎宝宝脑细胞迅速发展的关键时期，孕妈妈应适当补充 DHA、EPA，当然营养全面、均衡也非常重要。

素食孕妈妈这样吃

偏素食孕妈妈通常会缺乏蛋白质、铁、B 族维生素和热量，平时的饮食中要多摄取含此类营养素的食物。

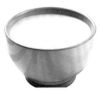

★ 补充蛋白质：素食孕妈妈应适当吃些豆类和奶类。

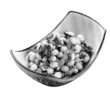

★ 补充热量：素食孕妈妈所需的热量可从谷类如小米、大米，以及豆类如黄豆、红豆等食物中摄取，并讲究粗细搭配。

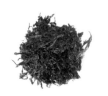

★ 补充 B 族维生素：海藻和紫菜富含 B 族维生素，素食孕妈妈可多吃些。

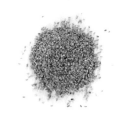

★ 补充铁质：除了食用芝麻、紫菜、木耳等含铁食物外，孕妈妈还可以在医生的指导下服用铁剂。

陈皮牛肉

原料： 牛瘦肉 300 克，陈皮、芝麻、酱油、葱、姜、糖各适量。

做法： ①把陈皮用水泡软；葱洗净切段；姜洗净切片。②将牛瘦肉洗净切薄片，加酱油拌匀，腌 10 分钟。③将腌好的牛肉放到热油里，炸到稍干后盛出。④用陈皮、葱段、姜片先炝锅，然后加酱油、糖、水和牛肉片，大火烧开，转小火炖至熟透。⑤把牛肉片盛出，点缀少许陈皮、芝麻即可。

功效： 牛肉含人体所必需的多种氨基酸、蛋白质、矿物质等成分；陈皮能助消化，增强孕妈妈的食欲。

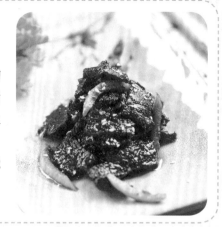

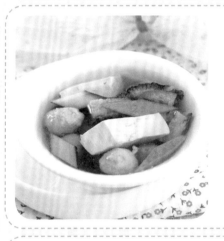

海参豆腐汤

原料： 海参 2 只，豆腐 150 克，鸡肉丸、胡萝卜片、黄瓜片、姜片、盐、酱油各适量。

做法： ①剖开海参，洗净，沸水中加姜片汆海参，去腥，冲凉后切段；豆腐冲洗切块，备用。②海参放锅内加清水，放入姜片、盐、酱油煮沸，加入鸡肉丸和豆腐块、胡萝卜片、黄瓜片煮熟即可。

功效： 海参富含蛋白质、钙、铁、磷、碘，有很好的养胎作用；豆腐有清热润燥、清洁胃肠的作用。

明虾炖豆腐

原料： 虾、豆腐各 100 克，姜片、盐各适量。

做法： ①虾去壳、去头、去虾线，洗净；豆腐冲洗，切块。②锅中加水烧沸，放入虾、豆腐块、姜片，大火煮开，去浮沫，转小火继续炖煮。③食材熟透后加盐调味即可。

功效： 明虾炖豆腐是动物蛋白质和植物蛋白质的有机结合，营养价值高但脂肪低，是孕妈妈长胎不长肉的好菜品。

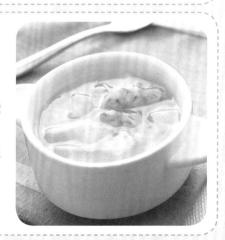

这样做胎教，宝宝更聪明

语言胎教——小蝌蚪找妈妈

春天来了。有一天，小蝌蚪们看见鸭妈妈带着小鸭子在划水，就想起了自己的妈妈，便问道："鸭妈妈，您见过我们的妈妈吗？"鸭妈妈回答："见过。你们的妈妈头顶上有两只大眼睛，嘴巴又阔又大。你们自己去找吧。""谢谢鸭妈妈！"小蝌蚪们高兴地向前游去。

一条大鱼游了过来。小蝌蚪们看见她头顶上有两只大眼睛，嘴巴又阔又大，就追上去喊："妈妈！"大鱼笑着说："我不是你们的妈妈。你们的妈妈有四条腿，到前面去找吧。""谢谢鱼妈妈！"小蝌蚪们再向前游去。

一只乌龟游过来。小蝌蚪们看见乌龟有四条腿，就追上去喊："妈妈！"乌龟笑着说："我不是你们的妈妈。你们的妈妈肚皮是白的。""谢谢乌龟妈妈！"小蝌蚪们再向前游去。

小蝌蚪们游到池塘边，看见一只青蛙，就赶快游过去，小声地问："您见过我们的妈妈吗？她头顶上有两只大眼睛，嘴巴又阔又大，有四条腿，白白的肚皮……"青蛙听了笑起来，说道："傻孩子，我就是你们的妈妈呀！"小蝌蚪们听了说："奇怪！我们的样子为什么和您不一样呢？"青蛙妈妈笑着说："你们还小呢，过几天你们就会长出两条后腿来；再过几天，你们又会长出两条前腿来。四条腿长齐了，脱掉了黑衣服，就跟妈妈一样了。"小蝌蚪们高兴极了："啊！我们找到妈妈了！"

语言胎教—滥竽充数

　　战国时，齐国有一位喜欢寻欢作乐的国君叫齐宣王，他派人到处寻找能吹善奏的乐工，组成了一支规模很大的乐队。齐宣王尤其爱听用竽吹奏的音乐，每次演出的排场都不小，总要集中三百名乐工一起吹。

　　有个游手好闲、不务正业的南郭先生，知道齐宣王乐队的待遇很优厚，就一心想混进这个演奏班子。可是他根本不会吹竽，不过他知道齐宣王喜欢所有的乐工一起演奏，自己若是混在里头，装装样子，充充数，谁看得出来?!

　　南郭先生千方百计地加入了这支乐队。每当乐队演奏时，他就学着别人东摇西晃，有模有样地吹奏。由于他学得惟妙惟肖，好几年过去了，居然也没露出破绽。

　　后来齐宣王的儿子齐湣(mǐn)王继承王位。齐湣王和他的父王一样，也喜欢听竽，但是他却不喜欢合奏，而爱听独奏，他要求乐工们一个个轮流吹奏给他听。这下子，冒牌充数的南郭先生可慌了，他的心里七上八下的，欺君犯上的罪名，他可担当不起啊！眼看就要露出马脚了，只好赶紧收拾行李，慌慌张张地溜走了。

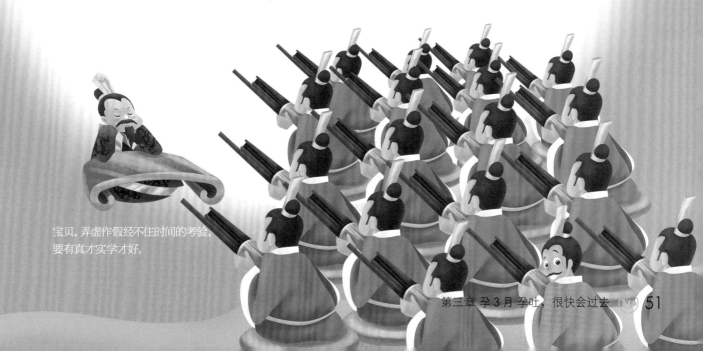

宝贝，弄虚作假经不住时间的考验，
要有真才实学才好。

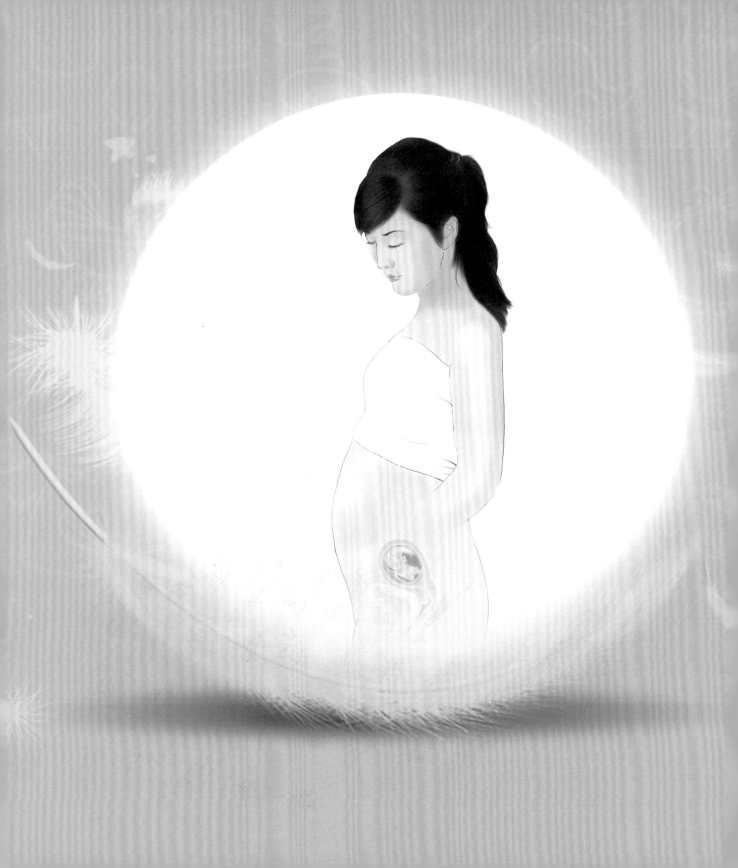

第四章 孕4月
快乐舒服的孕中期

我已经安稳地度过孕早期的危险期了，妈妈可以放心些啦！我的重要内脏器官基本上已经形成，现在已经变成一个可爱的娃娃了。本月就进入较舒服的孕中期啦！妈妈的妊娠反应是不是慢慢减轻了？妈妈你可以稍微放松一下了。现在的我正处于大脑发育的高峰期，而且会做握拳、皱眉头、做鬼脸等动作了。所以妈妈你不用担心我，可以趁这个时候和爸爸带着我去散步、旅游，或做游戏，但前提是一定要注意自身和我的安全哟。

本月要点提醒

从孕4月开始，孕妈妈终于度过了危险的孕早期，开始进入相对舒适、稳定、安全的时期了。本月孕妈妈要记得预防妊娠纹，做好乳房护理。

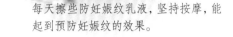

每天擦些防妊娠纹乳液，坚持按摩，能起到预防妊娠纹的效果。

饮食与营养

宜多摄入必需脂肪酸：亚麻酸会提供机体必需的生命活性因子DHA、EPA，孕妈妈宜多吃一些榛子、松子、深海鱼等。

孕妈妈宜吃零食：孕4月孕妈妈胃口大开，易产生饥饿感，此时可备一些健康零食，如核桃、水果等。

远离久置、未熟的食物：孕妈妈宜远离那些易携带细菌的食物，如久置、未煮熟的食物。

孕期运动注意事项

洗衣：洗衣时尽量不要长时间蹲坐，以防挤压腹部；最好使用性质温和的洗衣液，且用温水清洗；晾晒衣服时谨防跌倒。

打扫：不可登高，不可上窗台擦玻璃，更不要搬抬笨重家具；擦抹家具时，不要弯腰。

拿东西：将放在地上的东西拿起或放下时，注意不要压迫腹部。要屈膝落腰，完全下蹲，单腿跪下，拿稳东西，再伸直双膝站起。

生活保健

开始乳房护理：为了宝宝出生后能正常哺乳，孕妈妈宜从孕4月开始进行乳房护理，如经常按摩、清洗等。

关注牙齿问题：勤刷牙、勤漱口，有口腔疾病要主动就医，尽量避免拔牙。

孕中期，孕妈妈体形和体重变化较大，皮肤的代谢速度跟不上身体变化，导致皮肤纤维发生断裂，易出现妊娠纹。

体重管理

吃要适可而止：长胖不仅会影响孕妈妈的体形，还易造成胎宝宝太大，不利于顺产。孕妈妈要记住，吃一定要适可而止。

搞懂孕期增重规律：孕妈妈要对孕期增重做到心中有数，知道孕期体重变化虽然代表着胎宝宝的发育情况，但数值并不是完全一致的。

孕期不适巧应对

便秘：孕妈妈要适当多吃蔬菜水果，科学合理饮水，适量运动，增加胃肠蠕动，尽量通过调理手段缓解便秘。

牙痛：孕中期后，妊娠平稳，孕妈妈可以进行口腔治疗了。

阑尾炎：若有阑尾炎症状，宜立即去医院检查。不过，有些孕妈妈在怀孕时会因肠道受阻积气出现小腹胀痛，但按压腹部不疼痛，这不是病态，孕妈妈不用担心。

本月产检重点提前知

从这个月起，孕妈妈需要进行定期产检，以便及时了解胎宝宝与自己的身体健康状况，做到心中有数。

本月产检项目

★ 唐氏筛查：通过化验孕妈妈血清中的甲胎蛋白（AFP）、人绒毛膜促性腺激素（HCG）、游离雌三醇（uE$_3$）和抑制素 A（Inhibin A）的浓度，结合孕妈妈的年龄，运用计算机精密计算出孕妈妈怀有唐氏儿的概率。

★ 尿常规检查：便于医生了解孕妈妈肾脏的情况。

★ 血常规检查：检查孕妈妈是否贫血和有感染等。

★ 体重检查：若怀孕期间孕妈妈每周体重增长超过 0.5 千克，多有水肿或隐性水肿。

本月产检的注意事项

- 年龄超过 35 岁的孕妈妈是高危人群，建议做无创 DNA 检查或者羊水穿刺染色体检查。另外，也有研究指出，当爸爸年龄超过 40 岁时，孕妈妈怀唐氏儿的风险要高于正常年龄段人群。

- 家族中有唐氏儿、畸形儿，孕前和孕期的病毒感染也是诱发唐氏综合征的原因之一。环境污染，接触有害物质，有吸烟、喝酒等不良嗜好也容易导致染色体变异。

- 做唐氏筛查时无须空腹，但与月经周期、体重、身高、准确孕周、胎龄大小有关，最好在检查前向医生咨询一下。另外，有些医院没有做唐氏筛查的资质，孕妈妈需要提前了解。

专家解读产检报告

唐筛检查显示高风险，并不意味着胎宝宝就是唐氏综合征患儿；唐筛检查结果正常，也不意味着胎宝宝就正常，具体情况要视孕妈妈的年龄以及孕育状况而定。

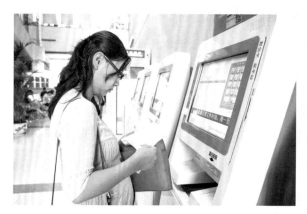

孕妈妈应以轻松、愉悦的心态面对产检结果。

有疑惑问医生：

高龄产妇这个月还应做什么检查？

35 岁或 35 岁以上的孕妈妈，在孕 4 月末时可做一项羊膜腔穿刺检查。若孕妈妈血型为 O 型，准爸爸血型为其他血型时，最好做胎儿溶血检查。

第 13 周（第 85~91 天）

从本周开始，孕妈妈就迎来了身体较为舒适的孕中期。这周子宫又增大了一些，子宫充满了骨盆，并且开始不断向上生长进入腹腔。孕妈妈的体重可能有所增长，但如果妊娠反应比较严重且没有食欲，那么体重增长不会很多，甚至可能会减轻一些。孕妈妈需尽量做到少食多餐，保证营养。

孕妈妈：舒服的孕中期来啦

本周孕妈妈会增重 1.1 千克左右，腹部开始隆起，臀部也变得更加宽大，已经像一个孕味十足的孕妇了。另外，孕妈妈的腰部、腿部的脂肪也在增厚。这些变化使孕妈妈看起来不再娇小、苗条，此时的孕妈妈需要买大号的内衣和衣服了。孕 4 月，孕妈妈应注意预防妊娠纹，不妨从现在开始采取措施，每天坚持用乳液按摩，久而久之，就会看到效果。

13 周的胎宝宝这样大。

宝宝发育看得见

胎宝宝长约 10 厘米，胎重约 25 克，差不多是一个柠檬的重量。胎宝宝的手指甲开始生长并形成指纹。声带形成，肺、胃、肝脏、胰腺等内脏在为发挥功能做准备。此时，如果孕妈妈用手轻轻在腹部碰触，胎宝宝可能会回应你。

孕 13 周（第 85~86 天）

胎宝宝的外生殖器已经发育完善，能够很清晰地辨别出是男孩还是女孩了，当然，此时 B 超还无法看清楚。不管是男孩还是女孩，胎宝宝都是爸爸妈妈童话小屋里尊贵的主角。

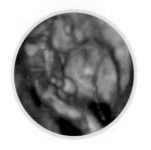

孕 13 周（第 87~88 天）

现在胎宝宝的脾脏已经发育成形，它的形状像一朵奇怪的蘑菇。通过脾脏，胎宝宝可以清除自身老化的血细胞，并制造抗体以提高自身免疫力。

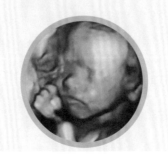

孕 13 周（第 89~91 天）

胎宝宝齿龈内 20 颗乳牙及牙槽全部形成。3 天后，胎宝宝的肠会形成褶，且长出连成一片的绒毛（用来吸收养分）。胎宝宝两眼之间的距离缩小，手指开始能握紧，脚趾也可以弯曲，眼睑仍然紧紧地闭合。

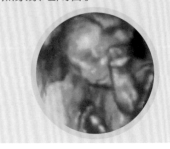

体重管理有方法

孕4月，大多数孕妈妈的妊娠反应已经消失了，胃口有所好转，体重可能会增长1千克左右。也有少数孕妈妈，妊娠反应时间比较长，体重没有明显增长，这些都是正常现象。

吃要适可而止

从本月开始，妊娠反应会有所减轻，孕妈妈可以吃得舒服一些了，可能不知不觉地就吃多了，对于孕妈妈来说，这可不是一件好事。随着食量的增长，体内的脂肪会跟着增长，体重秤上的数字也跟着高涨。长胖不仅影响了孕妈妈的体形，还易造成胎宝宝太大，不利于顺产。所以，孕妈妈一定要做到适可而止。

孕妈妈要有科学的孕育观念，避免过去那种"怀孕了就要使劲吃"的老旧思想。这是没有科学道理的，吃太多致使营养过剩，会增加患妊娠并发症的概率。

搞懂孕期增重规律

有些孕妈妈会发现胃口好了，体重就一直往上蹿高；有些孕妈妈发现自己的孕吐情况减轻了，可是体重却一点儿变化都没有，就开始怀疑是不是营养没跟上。孕妈妈除了要对孕期增重做到心中有数，了解孕期自己大概会增重多少，也要知道孕期体重变化虽然代表着胎宝宝的发育情况，但数值并不是完全一致的，要根据自身情况和产检时观测的胎宝宝情况为准。

预防便秘，真正做到管理体重

增大的子宫挤压肠管易造成便秘，孕妈妈的体重看起来增长了，但其实并没有增长到胎宝宝身上，还会使孕妈妈痛苦不堪。下面几招教孕妈妈预防便秘。

★ 每天早上起床后，喝一杯白开水，有促进排便、预防便秘的功效。

★ 每天坚持足够的室内或户外活动，活动的最佳方式是散步、瑜伽运动、游泳等。

★ 每天养成定时大便的习惯，不管有没有便意，都按时去厕所，慢慢就会养成按时大便的习惯。除此以外，孕妈妈一有便意要马上如厕，否则会加重便秘，引发痔疮。

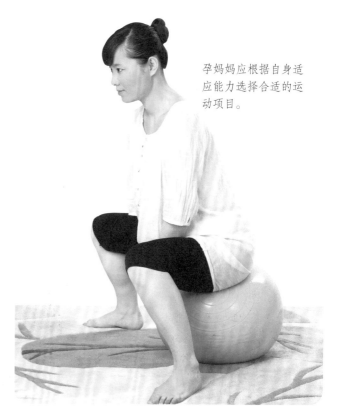

孕妈妈应根据自身适应能力选择合适的运动项目。

第 14 周（第 92~98 天）

孕妈妈的腰身看起来丰满了很多，体重也增长了。此时乳房形状有所变化，基部向两侧扩张。孕妈妈有时感觉皮肤瘙痒，这是受激素影响的结果，只要产检正常就不必忧虑。

孕妈妈：现在开始进行乳房护理吧

孕 14 周了，这一周孕妈妈的身体变化比较大，体重增长 1.4 千克左右，子宫增大，腹部也开始隆起，乳房不断增大，孕妈妈开始觉得身体丰满起来，看上去已是明显的孕妇模样了。

此时孕妈妈的乳房偶尔还会出现胀痛的感觉。孕妈妈可以进行乳房护理，以促进乳腺的发育，使乳腺管畅通，有利于产后泌乳；护理还可以增加乳房皮肤的弹性，避免乳房松弛下垂。另外，若是出现乳头扁平或者凹陷，可进行适度的矫正。

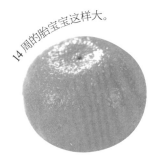

14 周的胎宝宝这样大。

宝宝发育看得见

本周，胎宝宝长约 12 厘米，胎重约 28 克，大概和一个橘子差不多重。此时，胎宝宝耳朵从颈部逐渐向头部位移，男女生殖器有了明显的区别，消化腺和声带完全形成，味蕾生长，胃内消化腺和口腔内唾液腺开始形成。

孕 14 周（第 92~93 天）

胎宝宝在子宫里练习着呼吸运动，羊水被吸进肺里又被吐出。羊水对肺部中气囊的形成有着非常重要的作用。

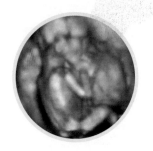

孕 14 周（第 94~95 天）

胎宝宝的小手指现在可以自由活动了。如果现在有一架小钢琴，他一定会玩得不亦乐乎。

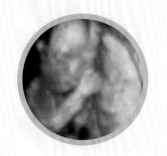

孕 14 周（第 96~98 天）

胎宝宝口部发育有很大进展，用来吸吮的肌肉出现，使得双颊丰满起来；牙床已经出现。

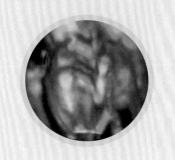

孕 4 月开始乳房护理

为了宝宝出生后能正常哺乳，孕妈妈宜从孕 4 月开始进行乳房护理，尤其是乳头平坦或凹陷的孕妈妈。

坚持每天穿文胸

乳房日益增大，此时不能为了舒服和方便就不戴文胸，要记住文胸的作用就是维持正常而又美观的乳房外形及承托乳房。所以一定要选购合适的文胸，并且坚持每天穿戴，包括哺乳期。

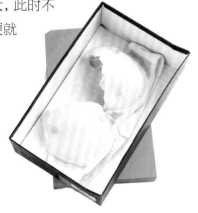

舒适的文胸，可减轻孕妈妈乳房胀痛。

选择合适的文胸

怀孕时，乳房是从下半部往外扩张的，因此应该选择专为孕妇设计的文胸。这类文胸多采用全棉底料，肤触柔软，罩杯、肩带等都经过特殊设计，不会压迫乳腺、乳头，造成发炎现象。

从怀孕到生产，乳房约增长到原先罩杯的 2 倍大，孕妈妈应根据自身乳房的变化及时更换不同尺寸的文胸。

坚持清洁乳房

清洁乳房不仅可以保持乳腺管的通畅，而且有助于增加乳头的韧性，减少哺乳期乳头皲裂的发生。

孕中期要经常按摩乳房，如果孕妈妈乳房胀得难受，可以每天用毛巾热敷，并进行轻柔的按摩，以促进胸部血液循环和乳腺的发育。方法为：

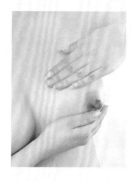

★ 由乳房周围向乳头旋转按摩。每天早晨起床和晚上睡觉前，分别用双手轻柔按摩 5~10 分钟。这样不仅可以缓解孕期乳房的不适和为哺乳期做准备，还能在产后使乳房日趋丰满而有弹性。

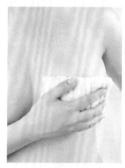

★ 从孕 6 月起，很多孕妈妈的乳房开始有乳汁分泌出来，并在乳头结痂，所以每天要做好乳房的护理。可用橄榄油将乳痂软化，再用温水（不要用香皂）清洗干净。此时还要勤洗文胸，保持文胸的清洁。

有疑惑问医生：

按摩乳房时，肚子发紧怎么办？

一般的乳房刺激不会引起宫缩，但如果长时间刺激乳头，身体会加速合成与分泌催生素，导致宫缩，此时应立即停止按摩。另外，有流产史、早产史的孕妈妈要避免对乳头的刺激。

> 妊娠纹一旦形成,是不可能完全修复的,所以早干预是减少或预防妊娠纹的主要手段。

预防妊娠纹宜趁早

孕中期,子宫的快速增大和体重的快速增长,使孕妈妈皮肤的代谢速度无法跟上身体变化的速度。皮肤的弹性纤维和胶原纤维超过弹性限度的伸长,会发生断裂,就会出现妊娠纹。

控制体重增长过快

如果孕妈妈孕期体重增长过快,皮下组织会被过分撑开,皮肤中的胶原蛋白弹性纤维断裂,容易产生妊娠纹。

增加皮肤弹性

妊娠纹主要是因为皮肤弹性纤维和胶原纤维断裂引起的,干燥的肌肤被拉扯的感觉会格外强烈。建议每天洗浴后,涂抹具有保湿润肤效果的甘油或乳液。

使用托腹带

托腹带可减轻腹部承担的重力负担,使皮肤不再被过度地延展拉扯,有助于预防妊娠纹生成。

若孕 4 月没有,最晚到孕 6 月,妊娠纹会出现在孕妈妈的乳房、腹部、臀部、大腿。因此,在孕 4 月早期进行防护还不算晚。

重点部位预防方法

按摩可以有效预防妊娠纹的生成,孕妈妈可以尝试以下按摩手法。

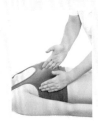

乳房: 从乳沟处开始,用指腹由下往上、由内至外轻轻按摩,直到推至下巴、脖子。

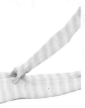

大腿: 由膝盖开始,从大腿后侧往上推向髋部。

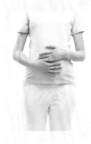

腹部: 由肚脐开始,在肚脐周围顺时针方向画圈,慢慢地由小到大,按摩腹部皮肤。

臀部: 将双手放在臀部下方,用手腕的力量由下往上、由内向外轻轻按摩。

食物中蛋白质和必需脂肪酸均衡,也可减轻或防止妊娠纹的产生。

适当按摩

适度按摩肌肤,尤其是按摩那些容易堆积脂肪产生妊娠纹的部位,如腹部、臀部下侧、腰臀之际、大腿内外侧、乳房等,可以有效增加皮肤的延展性,减轻或阻止妊娠纹的产生。在按摩的同时也可选用一些橄榄油或专业的预防妊娠纹的按摩油,效果会更好。

日常运动要注意姿势

对孕妈妈而言，本月无论外出购物还是在家运动，姿势不正确易引起整个身体的疲劳与不适。因此，孕妈妈必须保持正确的姿势，注意日常生活中的一些细微动作。

洗衣：宜温水，注意姿势

洗衣时尽量站着，不要蹲或坐，以免胎宝宝受压；最好使用性质温和的洗衣液清洗衣服，且用温水清洗；晾衣绳尽量低些。

购物：轻拿慢走

购物会使孕妈妈心情舒畅，而且逛街等于散步，也是很好的锻炼，但应注意行走速度不宜快，更不要穿高跟鞋。不要在高峰时间出去搭乘公交车，不宜去人群过于拥挤的市场。

做饭：量力而行

洗菜时，尽量不要把手直接浸入冷水中，尤其是在冬、春季节更应注意，否则可能会引发冻伤或关节疼痛。炒菜时，油温不要过高，如果有恶心、想吐的反应，不要到厨房去，以免加重症状。

打扫：登高不可取

可从事一般的擦、抹家具和拖地等劳作，但不可登高，不可上窗台擦玻璃，更不要搬抬笨重家具。擦抹家具时，弯腰的时候要注意姿势正确，腰背挺直，以免发生损伤。

孕妈妈拿东西有讲究

将放在地上的东西拿起或放下时，注意不要压迫腹部。要屈膝落腰，完全下蹲，单腿跪下，拿稳东西后，伸直双膝站起。注意：全程腰背挺直。

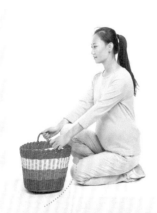 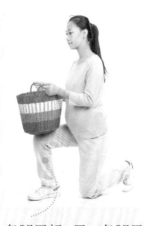 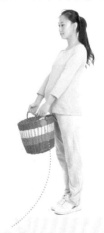

1. 屈膝，完全下蹲，单腿跪下，把篮子拉近身体，不要弯腰。

2. 一条腿屈起，另一条腿呈跪姿，篮子放在屈起的腿上，腰挺直。

3. 两腿站起、立直，腰挺直，双手提篮。

第 15 周（第 99~105 天）

本周子宫的循环血液增加，会使一部分母体血液分流到子宫，血压会有一定程度的下降，孕妈妈容易出现头晕。如果发生头晕的情况，要卧床休息，变换动作时要注意尽量缓慢。受雌性激素的影响，此时孕妈妈的牙龈多有充血或出血症状，因此要做好牙齿保健。

孕妈妈：该准备合适的孕妇装啦

孕 15 周，孕妈妈的体重已经增长了 1.7 千克左右。本周孕妈妈的骨盆已经"装不下"胎宝宝啦，他会随着子宫一起凸出来。此时，孕妈妈的肚脐下会有明显的凸痕。

这个时候孕妈妈会发现原来的衣服裤子基本都穿不上了，是时候准备几身合适的孕妇装了。在孕妇装的选择上，孕妈妈可以按照自己的喜好选择喜欢的颜色和款式，但是一定要选择穿脱方便、便于活动的衣服，面料要选择纯棉或丝绸制品。裤子要偏肥些，尤其是腰部，背带裤是首选。

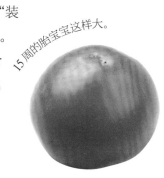

15 周的胎宝宝这样大。

宝宝发育看得见

本周，胎宝宝身长约为 14 厘米，重约 50 克，大概如一个西红柿大小。此时，胎宝宝开始长眉毛了，皮肤被胎毛覆盖，透过薄薄的皮肤能看到他的血管，还能够看出胎宝宝的腿比手长。指甲盖完全形成，指部的关节也开始活动了。

孕 15 周（第 99~100 天）

胎宝宝开始练习呼吸、吞咽及吸吮动作。部分羊水会被吸入胎宝宝体内，这些羊水会被胎宝宝越来越成熟的消化系统消化掉。

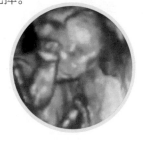

孕 15 周（第 101~102 天）

胎宝宝发育日趋完善，动作也越来越灵巧，他能够转头、张嘴与咂嘴唇了。

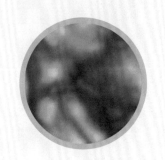

孕 15 周（第 103~105 天）

现阶段胎宝宝腿与脚的活动幅度变大，能够踢腿，也能够将脚转里、转外，还能够弯或摇脚趾头，相当不错了。

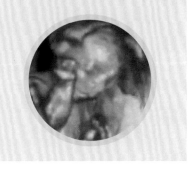

唐氏筛查

为了避免生成唐氏儿，每位孕妈妈都应按国家优生优育政策，到医院进行相关产检，确保胎宝宝的健康。

唐氏筛查必须做吗

唐氏筛查是一项染色体的检查，每个孕妈妈都应在孕 16~20 周进行这项检查。唐氏综合征的发病率有很大的随机性，年龄超过 35 周岁的孕妈妈发病率高，但正常育龄女性也有这种可能。因此，所有孕妈妈都应做该项检查。

看懂唐氏筛查报告单

唐氏筛查的报告单上一般会有 AFP、HCG、uE₃ 这三个数据。AFP 的正常范围为 0.4~2.5MOM，即孕妇体内标志物检测值除以相同孕周正常孕妇的中位数值的比值。HCG 的正常范围为 0.3~2.5MOM。uE₃ 的正常值为 0.5~2.0MOM（各地 MOM 值的参考范围可能略有不同，具体以当地医院制定的标准为准）。

检查内容	作用
HCG （人绒毛膜促性腺激素）	为人绒毛膜促性腺激素的浓度。医生会将这些数据连同孕妈妈的年龄、体重及孕周测算出胎宝宝患唐氏综合征的危险度。受精卵着床后，HCG 会快速上涨一直到孕 8~10 周，然后缓慢下降，而怀有唐氏儿的孕妈妈体内 HCG 可能与正常孕妈妈体内的 HCG 含量大有不同
AFP （甲胎蛋白）	是女性怀孕后胎儿肝细胞及卵黄囊合成的一种特殊蛋白，起保胎作用。AFP 在孕 6 周就出现了，随着胎龄增长，孕妈妈血中的 AFP 含量越来越高，最高时可达 1 毫克 / 毫升
uE₃ （游离雌三醇）	由胎盘合成，是一种性激素，孕妈妈血清中 uE₃ 的水平在孕 7~9 周时开始超过孕前水平，然后持续上升，在足月前可以达到高峰。怀有唐氏儿的孕妈妈血清中 uE₃ 的水平可比正常怀孕的孕妈妈低一些
危险度	是一个比值，例如报告单中显示 1：40 000，表明在 40 000 个具有相同数据的孕妈妈中，仅有 1 人的胎宝宝有患唐氏综合征的危险。一般来讲，这个比值低于 1/270，就表示危险度较低，胎宝宝患唐氏综合征的概率低。另外，现在还建议风险在 1/1200~1/270 的孕妈妈再加做一个无创 DNA 检查更为保险
结果	"低风险"即表明低危险，孕妈妈大可放心。但万一出现"高危"字样，孕妈妈也不必惊慌，因为高风险人群中也不一定都会生出唐氏儿，这还需要进行羊水细胞染色体核型分析确诊

"唐氏儿" 的概率 1：1 667
染色体异常胎儿的概率 1：526

"唐氏儿" 的概率 1：952
染色体异常胎儿的概率 1：385

"唐氏儿" 的概率 1：378
染色体异常胎儿的概率 1：192

"唐氏儿" 的概率 1：106
染色体异常胎儿的概率 1：66

"唐氏儿" 的概率 1：30
染色体异常胎儿的概率 1：21

| 20 岁 | 30 岁 | 35 岁 | 40 岁 | 45 岁 |

第 16 周（第 106~112 天）

孕早期的妊娠反应基本上已经消失了，此时的孕妈妈食欲特别的好，还可能会对某一种食物偏爱有加。此时，大部分孕妈妈的肚子开始"显山露水"，只有少数身体瘦弱或身材高大的孕妈妈可能还不太明显。敏锐的孕妈妈在这周会感觉到第一次胎动。

孕妈妈：孕吐终于开始减轻啦

现在孕妈妈的体重大约增长了 2 千克，子宫约为 250 克。子宫高度大约到耻骨和肚脐之间的中间位置了。羊水的增加，胎盘和胎宝宝的增大，以及增大的胸部，这些都会使孕妈妈的体重逐渐增长。孕妈妈的小腹也已经隆起，看起来"孕味十足"。孕妈妈孕早期的各种反应基本上已经消失了，因而食欲变得特别好，看见食物就想吃。

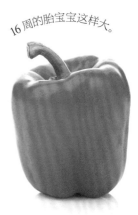

16 周的胎宝宝这样大。

宝宝发育看得见

本周，胎宝宝胎重约为 110 克，有一个彩椒重了。胎宝宝的胃脏开始分泌消化液，肾脏开始分泌尿液。现在循环系统和尿道完全进入正常的工作状态。胎宝宝的肺也开始工作，已经能够不断地吸入和呼出羊水。

孕 16 周（第 106~107 天）

快速稳定的发育在这周继续进行。两天后，胎宝宝的头部明显更直立了，这是因为有更多的骨头形成的缘故，背肌也会变得更强壮一些。

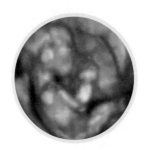

孕 16 周（第 108~109 天）

前段日子胎宝宝的大脑发育得特别快，现在它已经趋于完善，所以发育的速度逐渐减慢。这个时候，躯体却在以前所未有的速度发育着。

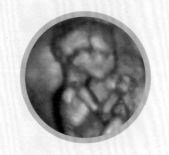

孕 16 周（第 110~112 天）

胎宝宝像春天雨后的竹笋，对生长有着急切和执着的热情。现在的胎宝宝，体重是 1 周前的 2 倍。

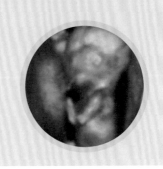

孕期不适小心处理

虽然进入孕中期，外界环境对胎宝宝的影响减小了，但孕妈妈自身会出现一些意想不到的情况，这又会给相对平静的孕期生活带来一丝紧张。处于特殊时期，孕妈妈对待各种事情均宜谨慎处理。

准确辨别阑尾炎

在孕期发生急性阑尾炎并不少见。怀孕期间，孕妈妈盆腔器官充血，阑尾炎发展迅速，炎症容易扩散，造成胎宝宝缺氧。

孕早期患阑尾炎的症状和体征与非孕期相同，右下腹有压痛，可能会伴有发冷、发热、寒战等表现，而到了孕中期、孕晚期，孕妈妈阑尾炎的症状常常被增大的子宫所掩盖，容易发生误诊。孕妈妈应对阑尾炎提高警惕，若有以上症状，孕妈妈宜立即去医院检查。不过，有些孕妈妈在怀孕三四个月时会偶有小腹胀痛，但按压腹部不疼痛。这是由子宫增大引起的，不是病态，孕妈妈不用担心，当然，如果孕妈妈出现持续性疼痛，保险起见，仍建议到医院请医生帮助。

眼睛干涩别担心

孕中期，很多妈妈都会出现眼睛干涩的情况，这是因为胎盘激素使眼角膜干燥和敏感。别担心，这种情况一般都能在产后自行恢复。

如果孕妈妈注意到眼干和焦距的变化，应暂时告别隐形眼镜，换戴普通眼镜，并遵从医生的建议使用促进泪腺分泌的眼药水。

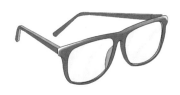

警惕便秘

孕 4 月，增大的子宫向后压迫直肠，就会引起或加重便秘。要想缓解便秘，孕妈妈要适当多吃蔬菜水果，科学合理饮水，适量运动，增加胃肠蠕动，尽量通过调理手段缓解便秘。若便秘情况严重，调理无作用，可向医生咨询使用药物。

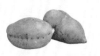

吃含膳食纤维多的食物，如糙米、红薯、豆芽、韭菜、芹菜、蘑菇、梨、柚子等。

吃含脂肪酸较多的坚果和植物种子，常见的有核桃、腰果、葵花子等。

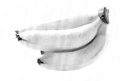

吃能促进肠蠕动的食物，如香蕉、芹菜等。

适量饮用酸奶，促进肠道蠕动。

眼睛有异物感或比平时敏感、充血或产生较多的黏性分泌物，一定要咨询医生后再使用眼药水。

孕妈妈饮食营养宜忌

进入孕4月，大多数孕妈妈的早孕反应逐渐消失，胃口也渐渐变好，而胎宝宝的发育开始加速，所需营养大大增加，孕妈妈需要摄入的营养也应逐步增加。

孕妈妈宜吃零食

孕4月孕妈妈胃口大开，易产生饥饿感，此时孕妈妈可备一些零食，既能给身体及时补充能量，又有益于胎宝宝的发育。不过，不应摄入大量油炸、高热量零食，如薯片、薯条等膨化食品；应选择一些坚果和新鲜水果，全麦面包，无糖小饼干、麻花卷等。

坚果含有丰富的不饱和脂肪酸，有利于胎宝宝的发育，但孕妈妈进食坚果也要适量，以每天25~35克为宜。

适量摄入促进大脑发育的食物

孕妈妈除了注意饮食多样、均衡营养外，还要注意摄入促进大脑发育的营养素，如亚麻酸和亚麻油。

亚麻酸是不饱和脂肪酸的一种，是构成人体细胞的核心物质。孕妈妈摄入亚麻酸后，在人体多种酶的作用下，亚麻酸会成为机体必需的生命活性因子DHA和EPA。DHA和EPA又称"脑黄金"，是大脑细胞的主要成分，也是大脑发育、成长的重要物质。因亚麻酸对大脑的特殊作用，孕妈妈宜适量摄入，如吃一些榛子、松子、富脂海鱼等。

这些食物宜远离

孕妈妈宜远离那些易携带细菌的食物。生活中，下列食物易感染细菌：

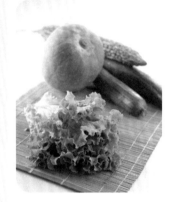

★ 孕妈妈不宜食未煮熟的各类食物；未经高温消毒的乳制品；未洗净的生菜、水果以及久置的食物。

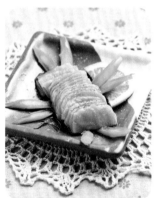

★ 生鱼、生贝类以及冷冻类熟食，孕妈妈一定要远离。

 有疑惑问医生：

喝骨头汤能补钙吗？
喝骨头汤补钙的效果并不是特别理想，因为动物骨骼中所含的钙质，不论多高的温度其溶解度都很低。

本月营养食谱推荐

鱼头木耳汤

原料： 鱼头 1 个，冬瓜 100 克，油菜 50 克，水发木耳 80 克，盐、葱段、姜片各适量。

做法： ①鱼头去鳞、鳃，洗净，抹盐；冬瓜去皮、瓤，洗净切片；油菜洗净，切段；水发木耳择洗干净。②油锅烧热，把鱼头沿锅边放入，煎至两面金黄，加盖略焖煮，加盐、葱段、姜片、清水，大火烧沸，盖上锅盖，小火焖煮 20 分钟，待汤汁呈乳白色且浓稠时，放入冬瓜、木耳、油菜，烧沸后即可。

功效： 可以为孕妈妈和胎宝宝提供优质蛋白质、脂肪、钙、磷、铁和锌。

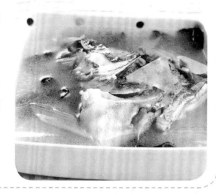

香菇山药鸡

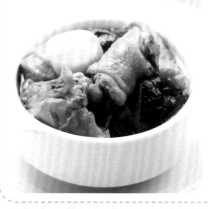

原料： 山药 100 克，鸡腿 150 克，干香菇 6 朵，酱油、盐各适量。

做法： ①山药洗净，去皮，切厚片；干香菇泡软，去蒂，切块。②鸡腿洗净，剁块，放入开水中汆烫，取出冲洗干净。③锅中放入香菇块、鸡腿块，加酱油、盐与水，大火煮沸，转小火煮至食材全熟，汁稍干即可。

功效： 此菜不仅能够促进孕妈妈脾胃功能、提升免疫力，而且热量也不高。

牛腩炖藕

原料： 牛腩 150 克，莲藕 100 克，红豆 30 克，姜片、盐各适量。

做法： ①牛腩洗净，切大块，汆烫，过冷水，洗净沥干；莲藕去皮洗净，切成块。②将牛腩块、莲藕块、姜片、红豆放入锅中，加适量水，大火煮沸，转小火慢煲 2 小时，出锅前加盐调味即可。

功效： 莲藕含有较为丰富的碳水化合物，又富含胡萝卜素，可为孕妈妈补充维生素，也可为其日常活动提供能量；牛腩可以为孕妈妈提供高质量的蛋白质，增强身体的免疫力。

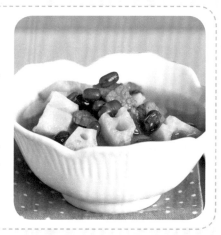

这样做胎教，宝宝更聪明

运动胎教——瑜伽山立式

这是一种恢复身体活力和能量的姿势，可以增强孕妈妈的身体平衡感和稳定感。

第一步：

放松身体，挺起胸部，好像把这口气暂时储存在胸部一样，然后吐气。

第二步：

进一步收缩臀部肌肉，继续收紧大腿内侧肌肉，身体可以前后或者左右摆动。

第三步：

回到第一步初始位，然后慢慢伸出右脚，脚尖点地，恢复站立姿势，换另一侧脚。重复6~10次，换另一侧进行。

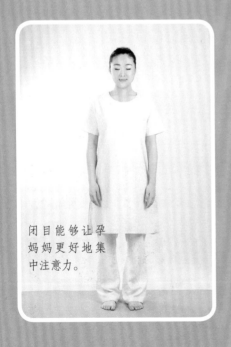

闭目能够让孕妈妈更好地集中注意力。

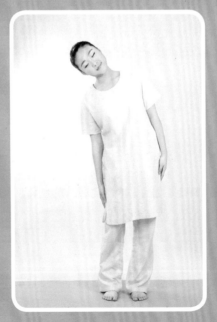

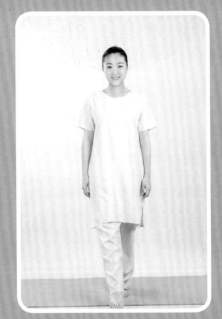

情绪胎教——爱的手语

　　手语是全球真正通用的语言，孕妈妈轻柔地舞动着手指，和胎宝宝心灵相通地"讲话"，是不是很美好！那孕妈妈就继续表达对胎宝宝的爱意吧。

　　孕妈妈一边做手语，一边用言语给胎宝宝解释动作的意思。

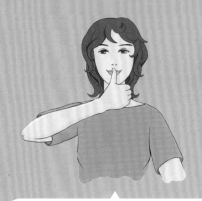

爸爸：一只手伸拇指贴在嘴唇上。

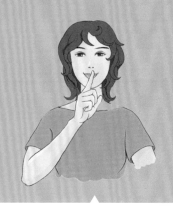

妈妈：一只手伸食指贴嘴唇上。

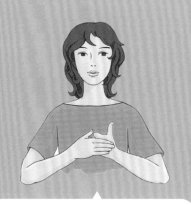

爱：一只手抚摸另一只手拇指指背，表示一种"怜爱"的感情。

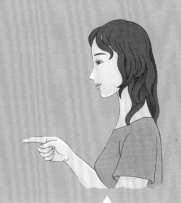

你：一只手食指指向对方。

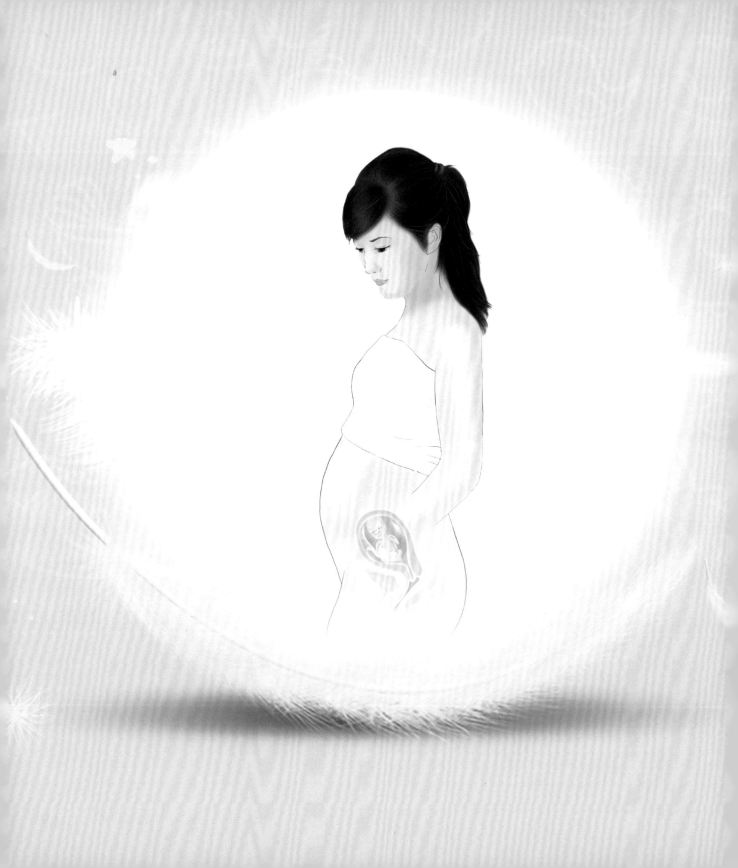

第五章 孕5月
我要大展拳脚啦

上个月末，妈妈可能感觉到我轻微的动作了。不过，这个月开始，我又长大了许多，也变得更爱运动了，我要在妈妈的肚子里大展拳脚了！妈妈的肚子里好温暖，吃饱喝足睡好后，我会时不时地伸伸胳膊、踢踢腿，还会打个喷嚏。妈妈一定不要太惊讶哦！我现在已经适应了我的"小房子"，妈妈的各种不适是不是已经没有了？妈妈胃口是不是越来越好了？别担心会长胖，多吃些有营养的食物吧。我会"贪婪"地吸收妈妈摄取的营养，快快长大的。现在，我特别喜欢妈妈抚摸我，跟我讲话，爸爸妈妈记得多跟我聊天哦！

本月要点提醒

孕 5 月是孕妈妈孕期较为平静、舒适的月份之一。本月控制体重很重要，孕妈妈可以做一些运动，为分娩做准备。

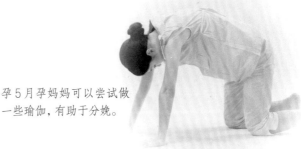

孕 5 月孕妈妈可以尝试做一些瑜伽，有助于分娩。

饮食与营养

不宜吃刺激食物：调料中花椒、大料、辣椒粉、茴香、桂皮、五香粉等刺激性食物，以及荔枝、桂圆、芒果等高糖食物，孕妈妈不宜多吃。

宜适量吃海鱼：DHA 和 EPA 对胎宝宝大脑发育非常有益。这两种物质在海鱼中含量高。

运动助孕妈妈分娩

骨盆运动（蝴蝶式）：每天练习 15 分钟，可舒展髋部、骨盆和大腿内侧肌肉。

瑜伽（猫式）：孕妈妈可于每天早晚做 5~10 次猫式瑜伽，能活动孕妈妈骨盆，增强腹部肌肉和背部的灵活性。

运动应注意：禁止做仰卧运动；运动前要热身；运动强度、时间要适当，具体以孕妈妈的适应能力为准，运动强度最好是非孕期的 70% 左右。

生活保健

预防便秘：足量运动、定时大便是防治便秘的好方法。

感受胎动：孕妈妈此时已经可以感受到胎动了，是不是很开心、兴奋呢。

孕中期可有性生活：孕 5 月后，健康的孕妈妈是可以有性生活的，但一切要以孕妈妈的自我的意愿为主导，切记准爸爸一定要戴安全套，否则会有流产的风险。

孕中期进行运动的幅度，应在孕妈妈的承受范围内，跳跃和震动幅度较大的运动应根据自己的运动习惯选择，量力而行。

体重管理有方法

控制体重很重要：孕 5 月孕妈妈的体重增长约 1.5 千克较为合适。

瘦孕要注意，运动不过量：如果原本每周进行 3 次孕妇瑜伽，本月可以增加到每周四五次；散步原本每天 30 分钟，可增加到每天 40 分钟，切记不可过量，具体以孕妈妈体力适应程度为准。可以进行少量多次的运动。

孕期不适巧应对

坐骨神经痛：孕妈妈不要以同一种姿势站着或坐着超过半小时。适当做熟悉的腰部拉伸动作，并采用舒服的睡姿。

头晕眼花：因贫血导致的头晕眼花，宜多吃动物肝脏和瘦肉，必要时，需在医生指导下服用补铁药物治疗；血压高要控制盐的摄入；营养不足则要适当增加饮食摄入，且应多样化。

本月产检重点提前知

本月产前检查主要是宫高、腹围、尿检、查体等基础检查，并对孕妈妈在前 4 个月遗漏的检查进行补查。

本月产检项目

★ 听胎心音：在孕妈妈脐部，取上、下、左、右四个部位听。

★ 测胎动：胎动的次数、快慢、强弱等可以提示胎宝宝的活动状况。

★ 测量宫高、腹围：通过对比参考数值，来了解胎宝宝的大小及增长情况。

★ 体重检查：通过体重增长情况对孕妈妈进行合理的饮食指导。

★ 血压检查：检测孕妈妈是否患有高血压或低血压。

★ 尿常规检查：便于医生了解孕妈妈肾脏的情况。

★ 血常规检查：及时监测孕妈妈身体状况，查看是否贫血等。

★ B 超检查（大排畸检查）：了解胎宝宝的发育有无异常。

有疑惑问医生：

在家使用胎心音监测器需注意什么？
胎心音监测器是一种可监测和记录胎宝宝心跳及子宫收缩的仪器。一些孕妈妈总是害怕使用过多影响胎宝宝的健康，实际上，此仪器产生的辐射很低，不会影响宝宝的健康，无须担心。

本月产检的注意事项

测量宫高和腹围是最直接获得胎宝宝生长数据的方式，孕晚期通过测量宫高和腹围，还可以估算胎宝宝的体重。如果孕妈妈连续 2 周宫高没有变化，则需引起注意。测量宫高、腹围这两项检查都没有疼痛感，孕妈妈不必紧张，要保持平稳的呼吸，以免影响测量结果。

此阶段多数孕妈妈已经能够感受到胎动

大多数孕妈妈在这个时期就能够感受到胎动了，孕妈妈是不是终于有了和胎宝宝"心连心"的感觉了。当然，此时孕妈妈虽然能够感受到了胎动，但是还不需要每天数胎宝宝胎动的次数，现在的孕妈妈只需要感受胎宝宝与自己的美好互动就可以了。

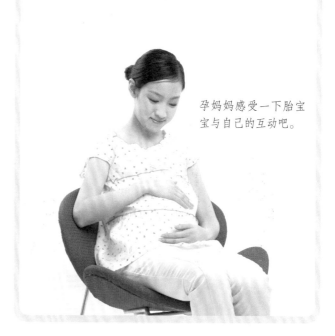

孕妈妈感受一下胎宝宝与自己的互动吧。

第 17 周（第 113~119 天）

本周，孕妈妈的子宫还在持续增大，孕妈妈偶尔会感到微微的腹胀或腹痛，这种疼痛是因为腹部韧带被抻拉引起的；子宫增大还会导致胃肠上移，使孕妈妈饭后易出现胸闷、呼吸困难的情况。

孕妈妈：小腹更加突出啦

孕 17 周，孕妈妈的体重增长了大约 2.3 千克。这时孕妈妈的小腹看起来更加突出，在肚脐和耻骨之间触摸的时候，能够感觉到有一团硬东西，这就是子宫的上部。受孕激素的影响，孕妈妈的臀部也会逐渐变宽变厚。

宝宝发育看得见

本周胎宝宝胎重 150~200 克，约等于一个苹果的重量。胎宝宝的双眼还是紧闭着，但眼睫毛和眉毛长得更长了。胎宝宝开始形成褐色的皮下脂肪，脂肪质包围脊柱的神经纤维。他已经能对外界的声音做出反应了，有时听到有节奏的音乐还会手舞足蹈。

17 周的胎宝宝这样大。

孕 17 周（第 113~114 天）

这个月，胎宝宝的生长速度很快。现在，胎宝宝的身长快要达到出生时的一半了。孕妈妈能感到沉甸甸的腹部带来的充实感，没事的时候要多和胎宝宝说说话呦。

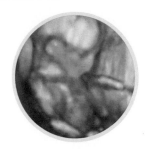

孕 17 周（第 115~116 天）

如果现在胎宝宝的肌肉是一株"牵牛花"，那么骨骼就是一架"墙梯"，任其伸展攀缘。现在由于骨骼越来越坚固，胎宝宝的小脑袋不用再蜷缩在胸前了。

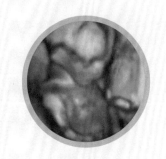

孕 17 周（第 117~119 天）

在胎盘和脐带的帮助下，胎宝宝的身体系统已能像新生儿那样运作。胎宝宝拥有其自身的循环，由心脏将血液泵向全身。

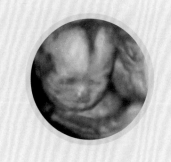

孕 5 月，控制体重很重要

进入孕 5 月，孕妈妈的腹部凸起已经比较明显了，尤其是比较瘦的孕妈妈，感觉肚子是突然变大的。本月孕妈妈体重增长较快，所以合理控制体重很重要，一般来说，本月孕妈妈的体重增长 1.5 千克较为合适。孕妈妈应注意安排饮食，并控制好食量，避免出现超重的情况。

合理饮食搭配适度运动，轻松不超重

本月孕妈妈要坚持用营养的饮食配合适度的运动来控制体重，不要盲目节食，并且要以自身适应能力为准，选择适合自己的运动。怀孕期间通过少量多次摄取多元化的食物会让孕妈妈更加健康，也能提供给胎宝宝充足的生长发育所需的营养。

> 注意调整糖类、蛋白质、脂肪的摄入比例，每日摄入约 400 克主食，搭配 500 克蔬菜、150 克肉类、200 克水果是较为适宜的。

瘦孕要注意，运动不过量

孕 5 月，孕妈妈可以在感觉舒适的前提下，适当增加一些运动量，提高运动频率、延长运动时间。如原本每周进行 3 次孕妇瑜伽，本月可以增加到每周四五次；原本每天散步 30 分钟，本月可增加到每天 40 分钟。但应注意不要运动过量，否则可能引发胎宝宝缺氧的情况。一般来讲，运动不过量的指标为：孕妈妈运动后未感觉到不适。

晚餐不宜这样吃

孕妈妈要保证营养的足量摄入，又要保证体重不增长太多，晚餐吃得科学很重要。

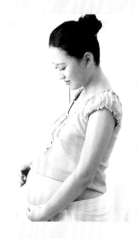

★ 不宜过迟、进食过多：如果晚餐时间与上床休息时间间隔太近，不但会造成脂肪堆积，还会导致孕妈妈难以入睡。晚上吃太多的话，不仅易出现消化不良及胃痛等现象，久而久之也会让孕妈妈的体重直线上涨。

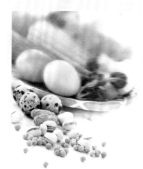

★ 不宜吃太多肉蛋类：在晚餐进食大量蛋、肉、鱼，而活动量又很小的情况下，多余的营养会转化为脂肪储存起来，使孕妈妈越来越胖，还会导致胎宝宝营养过剩。

 有疑惑问医生：

能喝低糖饮料吗？

其实绝大多数无糖、低糖饮料中虽然没有或者少量添加蔗糖，但仍然有很多代糖物质、添加剂及色素，孕妈妈喝了还是会对健康产生潜在威胁，所以尽量少喝或不喝低糖饮料。

第 18 周（第120~126天）

本周，孕妈妈的臀部变得浑圆起来，腹部也更加突出，走路显得稍微有些笨重。有些孕妈妈此时会出现鼻塞、鼻黏膜充血和鼻出血的状况，这与孕期内分泌变化有关，切忌自己滥用滴鼻液和抗过敏药物。

孕妈妈：沉甸甸的腹部让你感觉格外踏实

现在，孕妈妈的体重增长了大约 2.7 千克。孕妈妈的腹部不断增大，乳房迅速膨胀，臀部日渐浑圆，体态更加丰满。有些孕妈妈在站立时，可以轻易地在脐下摸到长大的子宫。腹部原本连接的左右两束腹直肌逐渐分离，以容纳不断增大的子宫。受孕激素的影响，骨盆上的骶髂关节和耻骨联合的稳定性都变差，再加上胎宝宝的压力，孕妈妈的耻骨联合间隙会变宽。本周，如果孕妈妈仔细感觉，就能感受到胎宝宝的胎动，刚开始轻轻的，像微风拂过莲花；再后来悄悄的，像鱼儿掠过水面……

18 周的胎宝宝这样大。

宝宝发育看得见

本周，胎宝宝长约 20 厘米，胎重约 200 克，如同一个橙子大小。此时，胎宝宝的手指尖和脚趾尖的肉垫已经形成了，指纹也开始出现了。小眼睛也移到了正常的位置，耳朵向头部上移，胎毛开始覆盖全身，肠道也开始运作了。

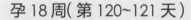

孕 18 周（第120~121天）

在睡醒后的无聊时光里，胎宝宝开始练习吸吮和眨眼来自娱自乐。准爸爸、孕妈妈想象一下他一边吸着手指一边眨眼的可爱模样吧。

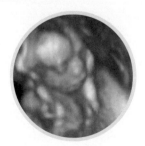

孕 18 周（第122~123天）

现在胎宝宝全身的器官已经基本发育好，身高体重也发生了很大的变化。胎宝宝不再是"拇指姑娘"或"大拇指汤姆"，而是变得更大了。

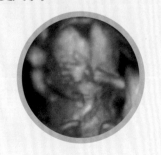

孕 18 周（第124~126天）

虽然这个时候的胎宝宝会拳打脚踢，但孕妈妈感觉到的胎动更像是肚子在咕咕叫，或是蝴蝶在拍打翅膀，甚至像是消化不良或饥饿时的感觉。

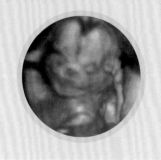

孕期宜少吃辣椒等辛辣刺激性的食物，也不宜在做饭时使用过多刺激性调料。

预防便秘

很多女性在做了妈妈以后，提到孕期便秘仍然会心有余悸。没有经历过的人绝对想象不到它是怎样影响着孕妈妈整个孕期生活乃至情绪的。

为什么会便秘

由于孕妈妈受体内高水平的黄体酮影响，使得肠管松弛，食物残渣在通过肠管时非常缓慢，而增大的子宫挤压肠管也会造成便秘。另外，孕期运动量减少也是便秘原因之一。

坚持运动

孕妈妈每天要有足够的活动量，而散步则是很好的活动方式。散步时，应选择空气新鲜、人流量小的地方，如郊外、花园等，尽量不要去人流量大、空气污浊的地方，如商场、市场等。

养成定时大便的习惯

孕妈妈可在早上起床后、早餐后或睡觉前，不管有没有便意，

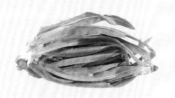

富含膳食纤维的食物：糙米、红薯、玉米、菠菜、油麦菜、柠檬等。

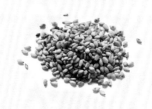

含脂肪酸较多的食物：鱼类、海带、芝麻等。

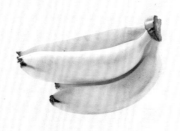

促进肠蠕动的食物：香蕉、芹菜等。

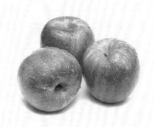

水分含量多的食物：新鲜水果、蔬菜，如西红柿、苹果等，平时也宜合理补充水分。

注意，孕妈妈通过饮食预防或缓解便秘时，要适度食用，过食可能会造成营养过剩。

都按时去厕所，慢慢就会养成按时大便的习惯。此外，孕妈妈一有便意也要马上去厕所，及时排空大便，以免结直肠过多回收粪便中的水分，引起大便干结，使便秘愈加严重，甚至引起痔疮等问题。另外，孕妈妈最好使用坐式马桶。

出现这些情况，要小心处理

不管孕妈妈如何小心谨慎，有时意外就是会"不期而至"，让孕妈妈担惊受怕。不过，孕妈妈可以稍微放心，在现代医学技术下，即使出现意外情况，只要小心处理就能平安度过。

发现卵巢肿瘤怎么办

在妊娠中、晚期发现单侧、活动、囊性肿瘤，可待胎宝宝能在母体外存活后进行手术。手术前，孕妈妈和医生要密切观察肿瘤情况，如发现肿瘤阻塞产道，应进行剖宫产，同时切除肿瘤。

别忽视妊娠水肿

有一种妊娠水肿是孕期全身疾病的表现，这种水肿在卧床休息后仍不能消退，医学上称为妊娠水肿，是不正常现象。所以若孕妈妈孕5月每周体重增长超过550克以上就要引起重视。

静脉曲张重在预防

静脉曲张表现为大腿上出现紫色斑块或沿静脉走向的隆起链。孕妈妈注意以下几点，可有效预防静脉曲张：

1. 每天进行适度温和的运动。
2. 尽量避免长期坐、站或双腿交叉压迫。
3. 不要提过重的物品。
4. 休息时将双腿抬高，帮助血液回流至心脏。

糖耐量超标，不要惊慌

糖耐量超标，孕妈妈可以采取下列方法应对：

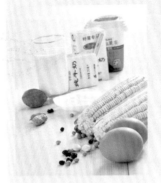

★ 合理进食：严格遵循饮食均衡、营养全面的饮食原则，控制热量和糖分的摄入。少食多餐，增加膳食纤维的摄入。

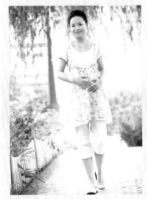

★ 血糖监测：血糖监测同样重要，此方法可以让孕妈妈准确了解自己的血糖状况，及时调整饮食结构。

有疑惑问医生：

孕前没有痔疮，孕期突然患上了痔疮该怎么办？
由于孕激素和子宫增大对胃肠的影响，很多孕妈妈都会患痔疮。孕期痔疮通常根据怀孕时间和痔疮症状严重程度来选择治疗方法，原则上应选择保守治疗方法。孕妈妈可通过温水坐浴、局部软膏和栓剂等方式来缓解症状，在使用软膏或栓剂时应注意，含有麝香的药物应避免使用。

孕中期的"性福"生活

孕中期，孕妈妈不必对性生活敬而远之，其实只要避开容易导致流产、早产的孕早期和孕晚期，孕5月以后，健康的孕妈妈是可以适度进行性生活的。

孕中期可有性生活

性生活可以让夫妻更和谐，但一切要以孕妈妈的意愿为主导，如果孕妈妈感到忧虑或不舒服，准爸爸应理解孕妈妈的心情。当然，如果有性生活，准爸爸一定要戴安全套，否则，易增加流产风险。

> 孕早期应减少性生活；孕中期可适当进行性生活；孕晚期尽量避免性生活。

要使用安全套

孕期性生活最好使用安全套，这是因为男性精液中的前列腺素被阴道黏膜吸收后，可促使怀孕后的子宫发生强烈的收缩，不仅会引起孕妈妈腹痛，还易导致流产、早产。在进行性生活时，准爸爸使用安全套，可以减少体液的接触，避免引起孕妈妈阴道感染、子宫颈发炎以及早期破水等情况。

有疑惑问医生：

孕中期一个月可以同房几次？
孕中期每周同房次数不能超过2次，一个月5~6次，不能太频繁，而且同房时一旦有异常症状，比如腹痛、出血等，就必须立即停止同房，并及时去医院检查。

孕期性生活讲究多

孕5月，虽然胎宝宝发育已经比较稳定，但孕妈妈和准爸爸进行性生活时也要注意。

★ 孕妈妈及准爸爸在房事前要排尽尿液、清洁外阴和男性外生殖器，选择不压迫孕妈妈腹部的姿势。一般主张动作轻柔不粗暴，插入不宜过深，频率不宜太快，每次房事时间以不超过10分钟为度。

★ 房事过程中，孕妈妈如果感到腹部发胀或疼痛，应该暂时中断休息一会儿，等胀痛感消失后再继续。准爸爸也要时刻关注孕妈妈的反应。孕妈妈在房事后应立即排尿并洗净外阴，以防引起上行性泌尿系统感染和宫腔内感染。

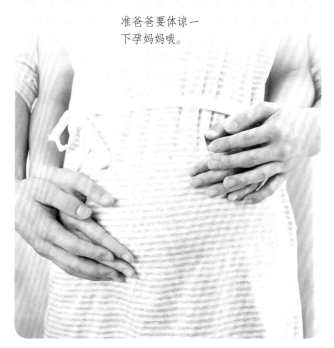

准爸爸要体谅一下孕妈妈哦。

第 19 周（第 127~133 天）

从现在开始，孕妈妈的子宫底每周大约升高 1 厘米。随着体态的日益丰满，孕妈妈可能会发现自己的乳晕和乳头颜色更深了，而且乳房增大迅速，这很正常，是在为产后哺育宝宝做准备。

孕妈妈：穿上孕妇装，扮靓每一天

孕 19 周，孕妈妈的体重大约增长了 3 千克。这周孕妈妈的子宫逐渐增大，可以很容易在肚脐下面摸到自己的子宫。有的孕妈妈可能会有一些皮肤的变化，上唇、面颊上方和前额周围可能出现暗色斑块，但也有一部分的孕妈妈皮肤没有任何异样。

宝宝发育看得见

孕 19 周，胎宝宝从头到脚大概有 22 厘米长，胎重约 250 克，可以把他想象为一个梨。从本周开始，胎宝宝的腿部与身体其他器官成比例增长，开始有明显的脚踢和手动。本周最大的变化就是胎宝宝的感觉器官开始按照区域迅速地发育。

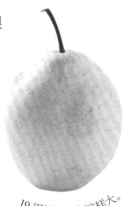

19 周的胎宝宝这样大。

孕 19 周（第 127~128 天）

胎毛在不断生长，很快会覆盖胎宝宝的全身。没有人知道胎毛的"存在"，到宝宝出生时，它们大部分已消失。

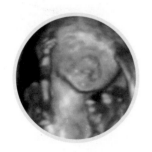

孕 19 周（第 129~130 天）

在这个月，胎宝宝的生长速度是惊人的。如果是个女宝宝，那么她的卵巢里已存在最初的卵子，女性卵巢中所有的初级卵母细胞都是与生俱来的。

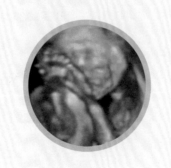

孕 19 周（第 131~133 天）

胎脂开始形成，这是一种覆盖在胎宝宝皮肤表层的物质，可以保护皮肤和不断发育的腺体及器官等。胎脂由胎宝宝的死皮、皮肤分泌的油脂以及胎毛组成。

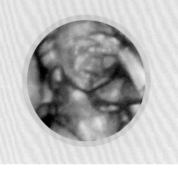

这些运动有助于孕妈妈分娩

孕5月孕妈妈可以做一些运动，为分娩做准备。若在运动中出现不适，应当及时停止运动，并感觉胎动情况。若胎动剧烈或长时间没有胎动，要立即就医。

骨盆运动：蝴蝶式

孕妈妈取坐姿，挺胸，保持上身直立，两脚脚底相对，并尽力贴紧，用手调整脚步位置，让脚跟处尽量靠近会阴部，两手抱脚。

两肩自然放松，两膝像蝴蝶的翅膀一样上下运动，向下运动时使两膝尽量靠近地面。若要加强髋部肌肉拉伸，可将上身向前舒展，头朝前方但不要弯曲脊椎。

如此反复，每天练习15分钟，可舒展髋部、骨盆和大腿内侧肌肉。

瑜伽：猫式

跪趴在垫子上或床上，用两手和两膝支撑身体，两手与肩同宽。低头，腰背部向上拱起，尽力使其成圆形，然后抬头，腰背伸直，重心前移停一会儿，恢复到自然状态。孕妈妈可于每天早晚做此动作5~10次，能活动骨盆，增强腹部肌肉和背部的灵活性。

孕妈妈运动应注意

孕中期运动宜避免震荡性运动，如肚皮舞，有可能让胎宝宝绕脐带自旋，增加生产的风险。

★ 禁止做仰卧运动。仰卧运动会压迫下腔静脉，对孕妈妈健康产生影响。

★ 运动前要热身。即使是非常舒缓的瑜伽、游泳等运动，也宜先热身再做。

★ 运动强度要适当。孕妈妈在运动15分钟左右时，即使不觉得累，也宜稍事休息。

★ 天气不好时，如刮风、天气炎热等，不宜做运动。

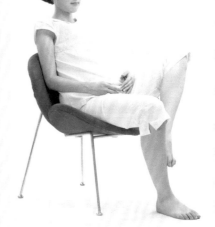

运动虽然好处多，但孕妈妈一定不可过量运动。

孕中期过度弯腰不利于胎宝宝的健康，所以孕妈妈最好选择穿不系鞋带的鞋子，这样就免去了弯腰的麻烦，如果孕妈妈实在需要弯腰，一定要先蹲下，并将腰背挺直。

第 20 周（第 134~140 天）

随着子宫的增大，孕妈妈的腹部隆起程度也会越来越大。子宫的增大会压迫胃、肾、肺等器官，因而有些孕妈妈会出现消化不良、尿频、呼吸困难等状况。此时，小腹部从肚脐到耻骨的黑褐色妊娠线更加明显。

孕妈妈：腹部更加隆起了

现在，孕妈妈的体重增长了大约3.4千克。从现在起，预计平均每周会增长0.45千克。如果孕妈妈在怀孕之前体重偏轻，可能需要多增长一些。本周孕妈妈的子宫底部已经和肚脐差不多平行了，宫高为15.3~21.4厘米。很多孕妈妈在这个月都会超过每周体重平均增长0.45千克这个标准值，如果体重增长过快，就要适当控制了。

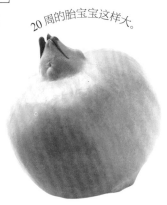

20周的胎宝宝这样大。

宝宝发育看得见

孕20周，胎宝宝长约25厘米，胎重约320克，和一个石榴的重量差不多。现在胎宝宝的四肢已发育好，头发也在迅速地生长。免疫抗体通过母亲的血液传送给胎宝宝，在出生后的最初一段时间内，可以帮助宝宝抵抗疾病。

孕20周（第134~135天）

胎宝宝偶尔会打嗝，这是由于孕妈妈的腹部每2~4秒有规律的震动引起的，一般半小时会停止。胎宝宝的脖子、胸部及胯部等区域开始长出皮下脂肪，皮下脂肪可帮助胎宝宝保持体温。

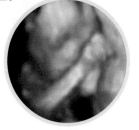

孕20周（第136~137天）

胎脂形成，它能保护胎宝宝柔软而敏感的身体。胎宝宝的骨骼也在不断变得坚固。

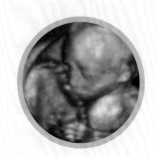

孕21周（第138~140天）

胎宝宝明亮的眼睛上面又多了一对"保镖"，它们的名字叫眉毛，虽然它毛茸茸的，看起来并不起眼，但是却像房檐一样可以为眼睛遮挡"雨水"。

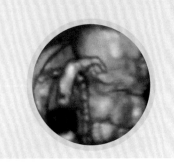

出现这些不适巧应对

孕中期的平稳和安全是相对的，由于胎宝宝的成长，有些孕妈妈身体会出现一些变化，给孕妈妈带来不适的同时，可能会影响胎宝宝的发育，孕妈妈应有所警惕。

孕妈妈失眠怎么办

大多数孕中期孕妈妈的失眠都不是病理性的，而是因为子宫增大压迫腹腔，使睡眠时产生不适，引发失眠。孕妈妈失眠先不要惊慌，也不必顾虑失眠对胎宝宝产生的影响，孕妈妈可以运用一些使自己放松的方法，如改善卧室环境、睡前泡泡脚、读读书等。若实在难以入睡，已经严重影响到身体状况，可在医生指导下适当使用药物。

孕妈妈可以采取侧卧位姿势，可缓解失眠，且左侧卧位姿势，可缓解子宫对下腔静脉的压迫。

孕妈妈头晕眼花怎么回事

孕中期，导致孕妈妈出现头晕眼花的原因很多，血容量中血浆增加，血液被稀释，导致出现生理性贫血；血容量增加引起孕妈妈血压升高；妊娠反应严重，并持续到孕中期，引发血糖低等，这些因素都会导致孕妈妈头晕眼花。孕妈妈应根据原因采取相应的补救措施，因贫血导致头晕眼花，宜多吃动物肝脏和瘦肉；因为血压高引起的，则要保持低盐饮食；营养不足的，要适当增加饮食摄入。

坐骨神经痛，孕妈妈这样做

孕中期，孕妈妈腹部隆起，背部压力增加，挤压坐骨神经，会使腰臀产生强烈的刺痛。孕妈妈可以这样做：

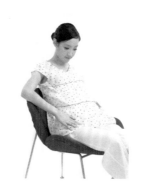

★ 孕妈妈不要以同一种姿势站着或坐着超过半小时。坐时，将椅子调到舒服的高度，并在腰部、背部放舒适的靠垫。白天每次步行路程都应控制在 30 分钟以内。

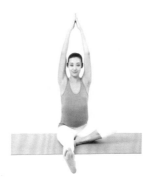

★ 适当做熟悉的腰部拉伸动作，缓解腰背部肌肉的紧张。采用舒服的睡姿。睡前用热水袋、热毛巾热敷腰背部，可减轻疼痛。

有疑惑问医生：

哪些因素会影响孕妈妈睡眠？
除了子宫压迫腹部、心情紧张外，睡前喝了很多水、白天活动量少、睡眠太多、作息不规律等因素也易导致孕妈妈夜晚失眠。孕妈妈宜根据自己的情况，适当做出调整。

孕5月，孕妈妈需要更多的营养

孕5月，由于胎宝宝骨骼的发育，孕妈妈血容量的增加，使孕妈妈需要更多的营养，因此，需要增加钙、铁、锌的摄入。本月孕妈妈的食物应该多样化，荤素、粗细搭配要均衡。

不宜吃过冷的食物

孕妈妈的胃肠功能减弱，突然吃进很多冷食物，会使胃肠血管突然收缩，5个月的胎宝宝感官知觉已非常灵敏，对冷刺激也十分敏感。过冷的食物还可能使孕妈妈出现腹泻、腹痛等症状。

不宜喝长时间煮的骨头汤

很多孕妈妈及家人认为喝骨头汤能够补钙，可以避免孕中期、孕晚期出现因缺钙导致的抽筋、影响胎宝宝发育的情况。

但其实，喝骨头汤并不能很好地补钙，即使是长时间煮的骨头汤，也没有明显的补钙效果。因为动物骨骼中所含钙质不易分解，无论多高温、煮多久也不能将其完全溶解成离子，久煮反而会破坏其中的蛋白质，降低营养价值。

在煮骨头汤时最好用高压锅，因为高压锅能将肉煮烂，更利于蛋白质的消化吸收。

孕5月，胎宝宝发育需要优质蛋白质、维生素A、钙、磷、铁等营养素，孕妈妈在均衡营养的基础上，应适量多吃富含这些营养元素的食物。

宜适量补铁

胎宝宝和胎盘快速增长，铁的需求量猛然增加。动物肝脏是补铁首选，鸡肝、鹅肝可一周吃两三次，每次25克左右。动物血、瘦肉也是不错的选择；还可以多吃水果，水果中的维生素C可以促进铁的吸收。

宜补充维生素A

孕5月，孕妈妈宜补充维生素A，但要注意避免补充过量。

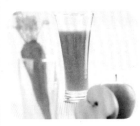

★ 一般说来，孕妈妈饮食均衡，就可以保证维生素A的所需量，不需要额外补充。

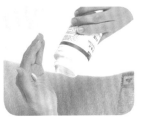

★ 维生素A补充过量会对胎宝宝肾脏、中枢神经系统产生影响，可能会导致神经系统畸形。

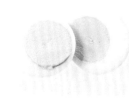

★ 孕妈妈宜从孕前开始多食用富含维生素A的食物，如乳制品、肉类、蛋类等。

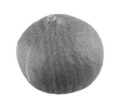

★ β-胡萝卜素在人体内可转化为维生素A。富含β-胡萝卜素的食物有胡萝卜、南瓜、柑橘及绿色蔬菜等。

香椿苗拌核桃仁

原料： 核桃仁 20 克，香椿苗 150 克，盐、醋、香油各适量。

做法： ①香椿苗择好后，洗净滤干水分；核桃仁用温开水浸泡后，去皮，压碎备用。②将香椿苗、核桃仁碎、醋、盐和香油拌匀（如果孕妈妈想吃辣味的可以淋入少许辣椒油）。

功效： 香椿苗拌核桃仁清爽适口，营养不增重。核桃可以有效补充胎宝宝大脑、视网膜发育所需的α-亚麻酸，还可以帮助孕妈妈润肠通便。

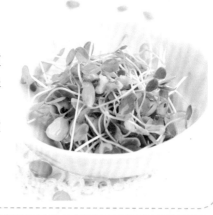

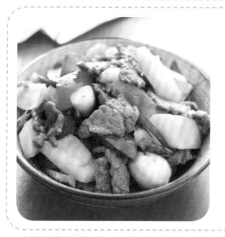

百合炒牛肉

原料： 牛肉 200 克，百合 100 克，甜椒片、酱油、盐各适量。

做法： ①百合掰成小瓣，洗净备用。②牛肉洗净，切成薄片放入碗中，倒入酱油抓匀，腌制 20 分钟。③油锅烧热，倒入牛肉片，大火快炒后马上放入甜椒片、百合瓣，翻炒至牛肉全部变色，加盐调味即可。

功效： 牛肉含有丰富的蛋白质、氨基酸，可有效提升孕妈妈的抗病能力。

海带炖肉

原料： 猪肉 100 克，鲜海带 50 克，盐适量。

做法： ①猪肉洗净，切块，放入开水中氽烫后捞出。②海带洗净，切丝。③油锅烧热，放入猪肉块略炒，加水，大火煮沸，转小火炖至快熟时，放入海带丝，再炖 10 分钟，加盐调味，即可。

功效： 此菜含有丰富的蛋白质、脂肪、维生素 A 以及 B 族维生素。

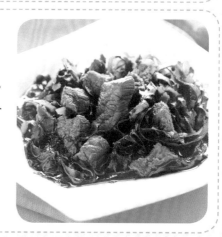

这样做胎教，宝宝更聪明

语言胎教—猴子捞月

一群猴子在林子里玩耍，它们有的在树上蹦蹦跳跳，有的在地上打打闹闹，好不快活。其中的一只小猴子独自跑到林子旁边的一口井旁玩耍。它趴在井沿，往井里一伸脖子，忽然大叫起来："不得了啦！不得了啦！月亮掉到井里去了！"原来，小猴子看到井里有个月亮。

一只大猴子听到叫声，跑到井边朝井里一看，也吃了一惊，跟着大叫起来："糟了，糟了，月亮掉到井里去啦！"它们的叫声惊动了猴群，老猴子带着一大群猴子都朝井边跑来。当它们看到井里的月亮时，都一起惊叫起来："哎呀，完了！哎呀，完了！月亮真的掉到井里去了！"猴子们叽叽喳喳地叫着、闹着。最后，老猴子说："大家别嚷嚷了，我们快想办法把月亮捞起来吧。"众猴子都义不容辞地响应老猴子的建议，加入捞月的队伍中。

井旁边有一棵老槐树，老猴子率先跳到树上，自己头朝下倒挂在树上，其他的猴子就依次一个接一个你抱我的腿，我勾你的头，挂成一长条，头朝下一直深入井中。

小猴子体轻，挂在最下边，它的手已经能够碰到井水。众猴想："这下我们总可以把月亮捞上来了。"它们很是高兴。

小猴子将手伸到井水中，一把抓起明晃晃的月亮，可是除了抓住几滴水珠外，怎么也抓不到月亮。小猴子就这样不停地抓呀、捞呀，折腾了老半天，依然捞不着月亮。

倒挂了半天的猴子们觉得很累，都有点支撑不住了。有的开始埋怨说："快些捞呀，怎么还没捞起来呢？"有的叫着："妈呀，我挂不住啦！挂不住啦！"

老猴子也渐渐感到腰酸腿疼，它猛一抬头，忽然发现月亮还在天上，于是它大声说："不用捞了，月亮还在天上呢！"众猴子都抬头看天，月亮果真好端端地在天上呢。大家看着又圆又亮的月亮，都吱吱吱地笑起来了。

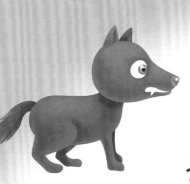

语言胎教—狼来了

从前，有个放羊娃，每天都去山上放羊。一天，他觉得十分无聊，就想了个捉弄大家寻开心的主意。他向着山下正在种田的农夫们大声喊："狼来了！狼来了！救命啊！"农夫们听到喊声，急忙拿着锄头和镰刀往山上跑，他们边跑边喊："不要怕，孩子，我们来帮你打狼！"农夫们气喘吁吁地赶到山上一看，连狼的影子也没有！放羊娃哈哈大笑："真有意思，你们上当了！"农夫们生气地走了。

第二天，放羊娃故技重演，善良的农夫们又冲上来帮他打狼，可还是没有见到狼的影子。放羊娃笑得直不起腰："哈哈！你们又上当了！哈哈！"大伙儿对放羊娃一而再，再而三地说谎十分生气，从此再也不相信他的话了。

过了几天，狼真的来了，一下子闯进了羊群。放羊娃害怕极了，拼命地向农夫们喊："狼来了！狼来了！快救命呀！狼真的来了！"农夫们听到他的喊声，以为他又在说谎，都不理睬他，没有人去帮他，结果放羊娃的许多羊都被狼吃掉了。

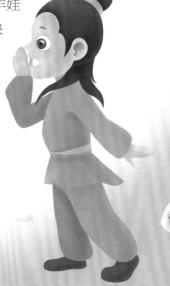

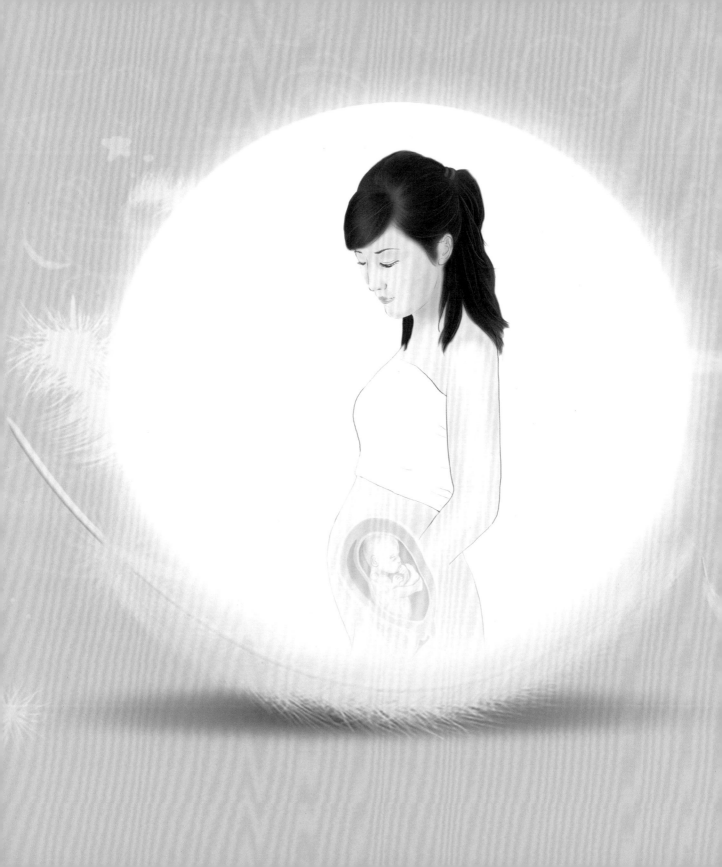

第六章 孕6月

跟妈妈去旅行

这个月，我的骨骼变得越来越结实，头发、眉毛、睫毛也清楚可见了，皮肤皱皱的、红红的，看起来像个小老头，但这只是暂时的！再过段时间，等皮下脂肪堆积，我就会变成漂亮的小娃娃了！现在的我活动会比较频繁，伸胳膊、踢腿、翻跟头、转身、爬行等，这也是我在传达健康的信息。妈妈可以趁这个时候带着我去短途旅游，但前提是一定要注意安全。

本月要点提醒

　　孕 6 月，孕之旅已经度过一大半了，孕妈妈和胎宝宝都已习惯了彼此的存在，甜蜜和欣喜成为孕妈妈生活中的主题。

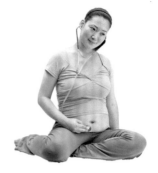

孕妈妈已经很容易就能感受到胎宝宝的胎动了。

饮食与营养

多吃补铁食物：孕中期，胎宝宝需要吸收大量铁，以辅助血液中的红细胞生成及运输血红蛋白，此时孕妈妈宜补充富含铁的食物。

饮食均衡依旧重要：均衡、全面的饮食才能够为孕妈妈提供所需的全部营养，胎宝宝才能够茁壮成长。

本月开始，胎宝宝的胎动次数大增。孕妈妈可通过监测胎动了解胎宝宝的状况。

让胃灼热、胃胀、抽筋靠边站

胃灼热：每餐不要进食过饱，进食速度也不宜过快。睡前尽量不要进食，以免加重胃肠负担。饮食要荤素搭配。

胃胀：少食多餐；吃东西的时候尽量少说话；最好坐着进餐；尽量不喝碳酸饮料。

抽筋：可以常用热毛巾热敷小腿，可缓解抽筋。

体重管理有方法

盲目进补易超重：本月是胎宝宝迅速发育的时期，孕妈妈一定要控制好体重，每周体重增长不超过 0.45 千克。

膳食纤维帮助大：适当多吃全麦饼干、全麦面包、富含可溶性膳食纤维的魔芋。

妊娠糖尿病筛查

筛查时间：一般在孕 24~28 周采血化验筛查；有高危因素人群第一次产检时就应接受筛查。

筛查前准备：在准备做筛查的前几天就要控制糖和水果的摄入量。筛查前一晚 10 点后不要吃东西，早晨不能吃东西，要查空腹血糖。

测试方法：有 50 克葡萄糖耐量试验和 75 克葡萄糖耐量试验。

生活保健

保护好阴道：尽量选用纯棉、柔和、宽松的内裤，尽量少穿紧身裤、皮裤；平时要注意多喝水。

孕期洗头：短头发的孕妈妈可坐在高度适宜、能让膝盖弯成 90° 的椅子上，头往前倾，慢慢地清洗。长发的孕妈妈最好坐在有靠背的椅子上，请家人帮忙冲洗。

本月产检重点提前知

本月产检的重点项目是葡萄糖耐量试验，以排除孕妈妈患妊娠糖尿病的风险。孕妈妈要定期到医院做产检，了解自身和胎宝宝的状况，这关系着孕妈妈和胎宝宝的健康。

本月产检项目

★ 葡萄糖耐量试验：检测是否患有妊娠糖尿病。

★ 测量宫高、腹围：了解胎宝宝宫内发育情况，是否发育迟缓或为巨大儿。

★ 听胎心音：监测胎宝宝发育情况。

★ 体重检查：通过孕妈妈的体重增长情况对其进行合理的饮食指导。

★ 血压检查：检测孕妈妈是否患有高血压或低血压。

★ 尿常规检查：便于医生了解孕妈妈肾脏的情况。

要将产检间隔期间的任何不适告诉医生，尤其是异常情况，如呕吐、头痛、水肿、腹痛、阴道流血等。

如何预防妊娠糖尿病

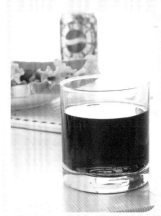

★ 注意餐次分配，做到少食多餐，每日的饮食总量要控制好。在可摄取的分量范围内，多摄取高膳食纤维的食物，增加蔬菜的摄取量，吃新鲜水果，不喝饮料等，但是千万不可无限量地吃水果。

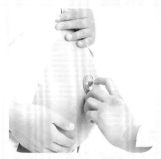

★ 坚持按时产检，一旦发现妊娠糖尿病的征兆，须在医生指导下进行治疗。饮食清淡，控制油及动物脂肪的食用量。

本月产检的注意事项

很多孕妈妈做葡萄糖耐量试验时，都会出现第一次不通过的问题。做葡萄糖耐量试验时需要注意：

🔍 在做葡萄糖耐量试验前，要至少空腹 8 小时再进行抽血。检查当天早晨，不能吃喝。

🔍 喝葡萄糖粉的时候，孕妈妈要尽量将糖粉全部溶于水中。如果喝的过程中糖水洒了一部分，将影响检测的正确性，建议改日重新检查。

有疑惑问医生：

妊娠高血压早期会有症状吗？

如果孕中期孕妈妈有轻度头晕或水肿症状，可先检测血压；若出现头痛、眼花、恶心呕吐、蛋白尿增多、水肿明显时，可能是妊娠高血压，此时宜去医院就诊。

第21周(第141~147天)

这时孕妈妈可能常常会觉得呼吸急促，特别是上楼梯的时候，这是因为日益增大的子宫压迫了肺部，而且随着子宫的增大，这种状况将更加明显。此时的汗液和油脂分泌旺盛，因此要注意清洁，保持卫生。

孕妈妈：有点累，但感觉好幸福

孕21周，孕妈妈的体重增长了3.8~5千克，子宫在平脐的位置，从趾骨算起约22厘米。宫高在17~21.5厘米，腹围在80~91厘米。由于身体的重心发生了变化，突出的腹部使重心前移，为了保持平衡，孕妈妈不得不挺起肚子走路。

由于雌激素的作用，孕妈妈体内的分泌物在增加。如果感到阴道周围有瘙痒、红肿和刺痛的感觉，要考虑有可能是假丝酵母菌感染，也就是霉菌性阴道炎，此时应尽快去医院检查治疗，否则有胎膜早破、早产风险。

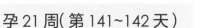

21周的胎宝宝这样大。

宝宝发育看得见

胎宝宝如今胎重300~350克，相当于一个番石榴的重量。胎宝宝的手指甲、嘴唇几乎完全长好了，眉毛和眼睑都已经发育完全了。如果是女宝宝，那么她的外阴已经形成了，并且会持续发育到出生哦。

孕21周(第141~142天)	孕21周(第143~144天)	孕21周(第145~147天)
现在，感觉疲劳或无趣的时候，胎宝宝会闭上眼睛，甜甜地睡一觉。有时候，他的脑袋沉沉地耷在胸前，有时候双手紧紧地抱着脑袋。	如果是一个女宝宝，那么到现在为止，她的子宫就完全形成了。	胎宝宝的小胳膊、小腿变得越来越有力了。当他特别高兴或生气的时候，他会在孕妈妈的肚子里拳打脚踢，直到你轻轻地抚摸他，他才会安静下来。

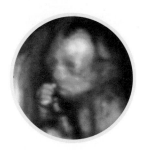
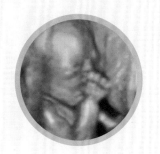
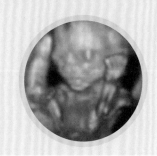

谁说长胎不长肉不可能

本月随着胎宝宝的长大，孕妈妈的肚子越来越大，体重也在不断增长。孕妈妈一定要控制好体重，每周体重增长不超过 0.45 千克。孕妈妈可以采用均衡、适量的饮食加上适度运动的方法来控制体重。

盲目进补易超重

本月是胎宝宝迅速发育的时期，一些组织器官还在分化、增长，孕妈妈既要保证胎宝宝的正常发育，还要控制自身体重的增长。长胎不长肉似乎是不可能的，但其实有方法，就是做到不要盲目吃很多食物，而是每类食物都要吃，以免营养摄入不均衡，导致宝宝营养不良。

有的孕妈妈喜欢边看电视边吃零食，不知不觉进食了大量的食物，这个饮食习惯很不好，容易造成营养过剩，使孕妈妈体重迅速增长。

用运动控制体重时要结合自身情况

为了控制体重、保证胎宝宝顺利娩出，孕妈妈一定要坚持运动。只是从本月开始，孕妈妈虽然可以增加运动强度，但也应根据自身情况来逐步增加。孕妈妈可以从舒缓的运动开始做起，逐渐增加运动强度，并且要时刻关注身体情况，如果出现不适，千万不要盲目追求运动强度，否则，容易造成孕妈妈自身损伤和胎宝宝缺氧等危险情况。

膳食纤维帮助大

★ 全麦饼干、全麦面包含有丰富的不可溶性膳食纤维，可以促进胃肠道蠕动，起到防治便秘的作用，达到控制体重的目的。

★ 富含可溶性膳食纤维的魔芋通过增加饱腹感、减缓食物进入肠道速度的方式来控制脂肪的吸收率，进而达到控制体重的效果。

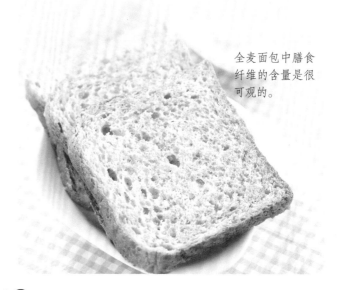

全麦面包中膳食纤维的含量是很可观的。

有疑惑问医生：

本月可以增加运动强度吗？
本月孕妈妈的运动量可适当增加，运动强度应根据自身情况适度增加，选择的运动以缓解孕期不适、增强肌肉力量为主，让孕妈妈轻松度过孕期，也为顺产做好准备。

第 22 周（第 148~154 天）

此时，孕妈妈的子宫会继续上升并开始压迫肺部，迅速增大的子宫，使孕妈妈的体重越来越重，肚子也越来越大，现在已经是个孕味十足的孕妈妈啦。同时，孕激素的分泌会导致手指、脚趾和其他关节部位变得松弛。

孕妈妈：可以体验"众星捧月"的感觉啦

孕妈妈的体重增长迅速，大约以每周 0.3 千克的速度增长，现在孕妈妈的体重已增长了约 4.3 千克。宫高在 18~22.5 厘米，腹围在 80~91 厘米。肚脐可能不再是凹下去的，而可能是平的，也可能很快会凸出来。

孕早期身体的不舒服已经减轻不少，身体也不算沉重，现在是最适合孕妈妈旅行的时期啦！孕妈妈可在准爸爸的关心呵护下去短途旅游了。

22 周的胎宝宝这样大。

宝宝发育看得见

胎宝宝如今长约 27.8 厘米，胎重约 430 克，可以把他想象成一个芒果。胎宝宝现在看起来皮肤还是皱皱巴巴的。覆盖在胎宝宝头上、身上的纤细胎毛显现出来了，眼睛已发育，但是虹膜（眼中的有色部分）仍缺乏颜色，要等到出生后才会逐渐显示出颜色呢。

孕 22 周（第 148~149 天）	孕 22 周（第 150~151 天）	孕 22 周（第 152~154 天）
现在，胎宝宝会被外界的声音或活动惊醒：突然发出的噪声、喧闹的音乐，甚至汽车或洗衣机的震动都会吵醒胎宝宝。在这周，胎宝宝的大脑发育也很快。	胎宝宝睁开眼睛，每天看着周围的一切，仿佛觉得周围的一切都已经如此熟悉。胎宝宝吸吮着自己软软的手指，享受着安全又温暖的每一天。	卵巢和睾丸都是从同一组织发育而来的，只不过卵巢会一直留在其原来的位置。如果是男宝宝，睾丸从本周开始就会由骨盆下降到阴囊里。

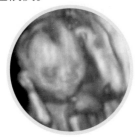

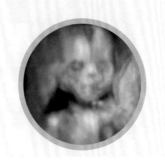

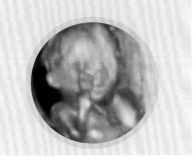

保护好阴道

女性怀孕后，卵巢的黄体便会分泌大量雌性激素，致使白带增多。也因此，孕妈妈非常容易感染阴道炎。

有炎症时的症状

如果阴道分泌物呈乳白色或者稀薄的"雪花膏"的颜色，气味不强烈，则属于生理性变化，不是疾病，不用担心；如果白带呈脓样，或带有红色，或有难闻气味，或混有豆腐渣样东西，加上外阴瘙痒，可能是阴道炎，应立即就医。

患阴道炎不用怕

甲硝唑是治疗滴虫性阴道炎的首选药物，可在医生指导下口服甲硝唑，以阴道分泌物显微镜下检查3次未见滴虫为治愈标准。

改善阴道松弛有方法

从现在起可以做一些预防阴道松弛的运动，不仅有利于生产，对产后也十分有益。孕妈妈可以从以下几点做起。

1.按摩缩阴法：仰卧，屈腿，双膝分开，足底相对，用手从膝盖向大腿根部按摩，到腿根后再由下而上按摩。按摩时吸气，手返回膝盖时呼气。反复做5次，按摩时要放松，注意体验动作产生的全身性舒适感。

2.收肛提气法：收肛提气法能很好地锻炼盆腔肌肉。每天早晚在空气清新的地方，深吸气后闭气，同时如忍大、小便状收缩肛门，如此反复60次以上。

阴部清洗小方法

孕妈妈在清洗阴部时最好采用温水淋浴的方式，若条件不便，也可用专用盆清洗。

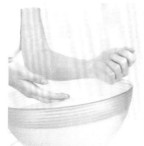

水温最好控制在40℃左右。

★ 清洗前，应先洗净双手，接着由前至后清洗外阴，然后清洗阴唇，最后再清洗肛门附近和肛门。

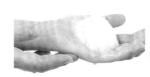

★ 清洗时，可以使用女性外阴专用洗剂，但是一般情况下使用清水清洗即可。

有疑惑问医生：

孕妈妈在清洁外阴时应注意哪些事项？
孕妈妈应准备自己专用的毛巾和盆，专用盆在使用之前一定要清洗干净，毛巾洗完之后要晾晒在阳光充足且通风处。

别忽视孕期贫血

孕中期是胎宝宝生长发育最快的时期，孕妈妈体内的铁量不足以满足自己和胎宝宝，因此会发生轻微贫血。一旦发现贫血，一定要从食物入手进行调理。但是患有严重贫血的孕妈妈，光靠食补是不够的，需要到医院进行治疗。

贫血的症状

孕妈妈经常感到疲惫和倦怠、头晕眼花、耳鸣、失眠、怕冷、脸色发黄、指甲苍白脆弱时就要特别注意，可能已患贫血了。如果血常规结果显示血红蛋白低于110 克/升，就可以诊断为贫血。

贫血的原因

孕期会遭遇两大类贫血：叶酸性贫血和缺铁性贫血。前者主要是由于怀孕后身体缺乏叶酸引起的；后者是因为孕妈妈孕前体内铁存储量不足，怀孕后未能及时通过饮食补充而引起的。大部分孕妈妈贫血是因为缺少铁。

缺乏叶酸或维生素 B_{12} 易贫血

因缺乏叶酸或者维生素 B_{12} 而导致贫血的孕妈妈，可遵循医生指导有针对性地服用叶酸片、

贫血的危害

贫血会使孕妈妈脑供血不足，同时可造成胎宝宝营养供应不足。严重贫血者会使胎盘缺氧，引起胎盘绒毛发生退行性病变、出血坏死、梗死而导致胎宝宝宫内窒息，严重者还可引起早产或死产。

贫血这样吃

孕妈妈可以按照以下饮食方式补充铁，从而预防和治疗孕期贫血。

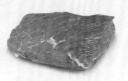

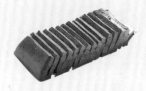

含铁食物： 多食用含铁丰富的食物，如动物肝脏、瘦肉等。

食用血制品： 所谓吃什么补什么，孕妈妈可适量吃些鸭血、猪血等，但不可过多食用。

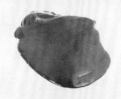

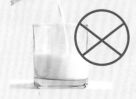

补充叶酸和维生素 B_{12}： 有少数贫血的孕妈妈缺乏叶酸或维生素 B_{12}，应克服偏食的习惯，多吃一些深绿色蔬菜、肉类、动物内脏等。

补铁不与奶同食： 在吃含铁丰富的食物的同时不要喝牛奶，牛奶中的钙会降低身体对铁的吸收。

多种维生素片。此外，孕妈妈也可通过适当增加食用富含叶酸与维生素 B_{12} 的食物的方式改善贫血状况，如草莓、樱桃、橘子、猕猴桃、西红柿、油菜、菠菜、南瓜等。

正确应对"糖筛"，不做"糖妈妈"

妊娠糖尿病是指在怀孕期间首次发现或发病，由不同程度糖耐量异常及糖尿病引起的不同程度的高血糖。妊娠糖尿病影响母婴健康，所以应尽早通过产检发现病症，及时治疗。

这几类孕妈妈易患妊娠糖尿病

★ 家族中有糖尿病患者，特别是一级亲属（包括父母和兄弟姐妹）中有糖尿病患者的孕妈妈。

★ 孕前体重过重、增长过多的孕妈妈。

★ 曾经分娩过体重大于 4 000 克宝宝的孕妈妈。

★ 有吸烟史的孕妈妈。

妊娠糖尿病饮食预防

注意餐次分配：少食多餐，将每天的食物分成五六餐摄入。每日的饮食总量要控制好。

多摄取膳食纤维：在可摄取的分量范围内，多摄取高膳食纤维食物，如以糙米饭或五谷米饭取代白米饭，增加蔬菜的摄取量，不喝饮料等，并要控制水果的量。

饮食清淡：控制油及动物脂肪的摄入量，少用煎炸的烹调方式，多选用蒸、煮、炖等烹调方式。

妊娠糖尿病的筛查时间

正常妊娠而无高危因素者应在孕 24~28 周采血化验筛查；高危因素人群第一次产检时就应接受筛查，若第一次筛查正常，也应在孕 32 周时再复查。

医院采用的检测方式可能不同，常见的有以下两种：孕妈妈提前了解一下吧。

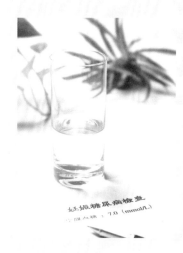

妊娠糖尿病检查

★ 50 克葡萄糖耐量试验：将 50 克葡萄糖溶于 200 毫升水中，5 分钟之内喝完；1 小时后，进行抽血检测。若血糖水平 ≥7.8 毫摩尔 / 升，需进一步进行 75 克葡萄糖耐量试验（此实验一般只在条件有限的地区作初筛使用）。

★ 75 克葡萄糖耐量试验：空腹 8 小时后，抽血检测，然后口服葡萄糖水。1 小时和 2 小时后再分别抽一次血。国际新标准规定抽 3 次血，其中 1 项异常即可诊断为妊娠糖尿病。

有疑惑问医生：

孕妈妈做妊娠"糖筛"前应注意哪些事项？

在准备做"糖筛"的前几天就要控制糖和水果的摄入量。"糖筛"检查前一晚 10 点后不要吃东西，早晨不能吃东西，要查空腹血糖。

第23周（第155~161天）

此时与孕前相比，孕妈妈的体重已经增长了5~8千克。这个时期孕妈妈的体重在稳定增长，每周增长约0.35千克，变成了一个真正的"大肚婆"。笨重的体形和雌性激素的影响，有时会使孕妈妈莫名烦躁，情绪低落，因此，孕妈妈要学会调适心情。

孕妈妈：行动越来越不方便了

进入孕23周，孕妈妈的子宫已经到脐上约3.8厘米的位置，宫高约23厘米。由于腹部的隆起，胃部会感觉不舒服，曾经在孕早期出现的胃灼热，现在又来困扰孕妈妈了。每餐不要吃得过饱，少食多餐会舒服一些。由于子宫增大、加重，孕妈妈的体态渐渐会发生这样的变化：脊柱向后仰、身体重心向前移，是一个标准的孕妇了。现在，孕妈妈的行动越来越不方便了，在洗头时需要格外注意。

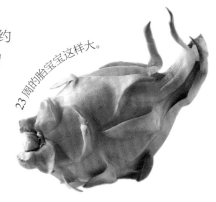

23周的胎宝宝这样大。

宝宝发育看得见

胎宝宝如今长约28.9厘米，胎重约500克，和一个火龙果差不多重。胎宝宝的骨骼、肌肉都长好了，身材越来越匀称，视网膜也已形成，具备了微弱的视觉。现在，胎宝宝可是一个听觉敏锐的娃娃哦，准爸孕妈可不能吵架！

孕23周（第155~156天）

现在的胎宝宝还比较干瘦，但是随着皮下脂肪的慢慢堆积，胎宝宝很快就会变得圆润可爱。

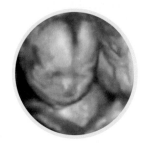

孕23周（第157~158天）

胎宝宝的呼吸系统尚不成熟，还要发育一段时间胎宝宝的肺才能够做到吸气时输送氧气，呼气时排出二氧化碳。

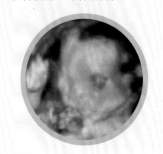

孕23周（第159~161天）

为了给自己增加点乐趣，胎宝宝会眨眼睛玩耍。这时候，他漂亮的眼睛就像夜空中的星星一样亮晶晶的。

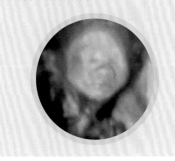

孕期洗头发小妙招

有的孕妈妈觉得孕期洗头发很麻烦，干脆直接剪成短发，方便打理，这不失为一个好办法。长发的孕妈妈也不必纠结，不管头发长短，只要掌握正确的洗发和护发方法，都能在孕期拥有发质健康的头发。

洗发水的选择

孕妈妈的皮肤十分敏感，为了预防刺激头皮影响胎宝宝，孕妈妈要选择适合自己发质且性质比较温和的洗发水。一般来说，怀孕前用什么品牌的洗发水，如果发质没有因为怀孕而发生太大的改变，最好继续使用。如果突然换成以前从未使用过的品牌，皮肤可能会不适应，容易导致过敏。

> 怀孕后头发变得又干又脆，这是因为头发缺乏水分和蛋白质，孕妈妈可通过使用有护发功能的洗发水和护发素改善头发的状况。

湿发的处理

洗完头后，如何处理湿发也是孕妈妈所困惑的。顶着湿漉漉的头发外出或上床睡觉不但不舒服，而且容易着凉，引起感冒。其实干发帽、干发巾就可以很好地解决这个问题。戴上吸水性强、透气性好的干发帽、干发巾，很快就可以弄干头发。不过要注意选用抑菌、卫生、质地柔软的干发帽、干发巾，也可适当使用吹风机。

准爸爸帮忙洗头发

孕妈妈可以躺在躺椅上，由准爸爸帮忙洗头。这对于准爸爸来说是举手之劳，不仅解决了孕妈妈洗头难的问题，也能让洗头过程充满爱意，是交流感情的好机会。

孕妈妈知道怎么正确洗头吗

★ 如果孕妈妈是短头发，比较好洗，可坐在高度适宜、能让膝盖弯成 90° 的椅子上，头往前倾，慢慢地清洗。

★ 长发的孕妈妈最好坐在有靠背的椅子上，请家人帮忙冲洗。

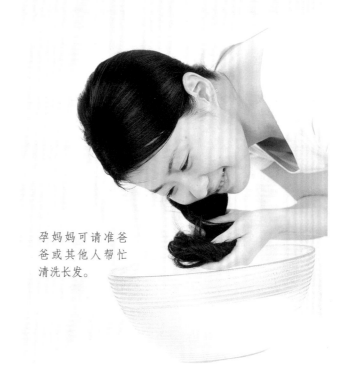

孕妈妈可请准爸爸或其他人帮忙清洗长发。

有疑惑问医生：

孕期不可以染发，能烫发吗?

染发和烫发都会用到药水，而这可能会引起细胞染色体畸变，影响胎宝宝生长发育，少数孕妈妈还会产生过敏反应，所以不宜染发、烫发。

第 24 周(第 162~168 天)

现在孕妈妈会觉得自己变得笨拙起来。孕妈妈可能还会发现原来凹进去的肚脐开始变得向外突出,不要紧,这是正常的,等分娩之后自然会恢复原样。现在可能会出现便秘的现象,这是由于子宫增大,影响肠道蠕动和血液流动造成的,可通过多吃蔬果来缓解。

孕妈妈:注意调节自己的情绪

孕 24 周,孕妈妈的体重增长了大约 5.1 千克,宫高为 20~24.5 厘米,腹围为 80~91 厘米。现在子宫在肚脐上 3.8~5.1 厘米的位置,从耻骨联合量起,约有 24 厘米,凸痕非常明显,很难隐藏了。此时,孕妈妈要尽量调节自己的情绪,因为情绪对胎宝宝的影响也是至关重要的。除此之外,有些孕妈妈这周可能会出现腿抽筋的症状,孕妈妈不要担心,找对方法,及时补钙、注意保暖就能有效预防。

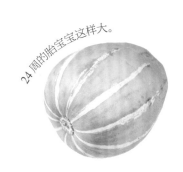

24 周的胎宝宝这样大。

宝宝发育看得见

胎宝宝如今长约 30 厘米,胎重约 630 克,约等于一个香瓜的重量。胎宝宝此时正在稳定地成长着,虽然还比较瘦,但身体正在协调生长,很快也会增长更多的脂肪。现在,胎宝宝的皮肤薄薄的、皱皱的,大脑发育得非常快。

孕 24 周(第 162~163 天)

现在,胎宝宝的皮肤是皱的、薄的,待皮下脂肪增多、肌肉生长,皮肤看起来就会光滑些。

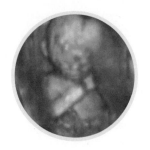

孕 24 周(第 164~165 天)

胎宝宝正处于匀速生长期。在胎宝宝发育的这个阶段,肌肉、骨骼和器官组织的生长使他的体重不断增长。

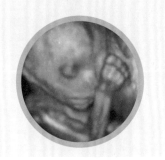

孕 24 周(第 166~168 天)

柔软浓密的胎毛布满了胎宝宝的全身,好像冬瓜上白色的小刺毛一样,它能避免羊水对皮肤造成伤害。

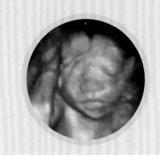

孕中期，如果孕妈妈必须遵医嘱服药，宜取最少有效剂量，以及最短有效疗程。

做对了，孕期胃灼热、抽筋、胃胀靠边站

孕6月，孕妈妈和胎宝宝彼此虽"相安无事"，但随着子宫的增大，孕妈妈的身体负担越来越重，孕妈妈的健康"意外"时有发生。

感觉胃灼热怎么办

胃灼热是由孕期分泌的激素使胃肠蠕动变慢，胃酸在胃里停留时间过长，或者胃酸反流到食管里造成的，是比较常见的症状。每餐不要进食过饱，进食速度也不宜过快；睡前尽量不要进食，以免加重胃肠负担；饮食要荤素搭配，避免单一饮食；少吃酸味和辛辣刺激性食物。晚饭后，适当活动一会儿再睡。

抽筋了，这样做

怀孕后，孕妈妈双腿负担加重，腿部肌肉疲劳，加上胎宝宝发育需要吸收钙，导致孕妈妈夜间血钙水平低，是孕妈妈孕中期和孕晚期容易出现小腿抽筋的主要原因。孕中期孕妈妈小腿抽筋是正常现象，不必过于担心。可以常用湿热毛巾热敷小腿，可缓解抽筋。

泡脚预防抽筋

睡前可在盆中倒入热水，待温度适宜（40℃左右）后再泡脚，此方法能缓解疲劳，促进血液循环，帮助入睡。也可以用恒温桶，水量没到小腿肚以上，可有效缓解抽筋，注意泡脚时间不宜超过30分钟。

胃胀，孕妈妈这样做

孕中期，逐渐增大的子宫顶到胃部，压迫直肠，影响胃肠道蠕动，造成孕妈妈胃胀、腹胀。孕妈妈可以这样做：

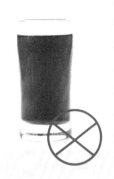

★ 进食：少食多餐，不要一次吃太多；吃东西的时候尽量少说话；最好坐着进餐；尽量不喝碳酸饮料。

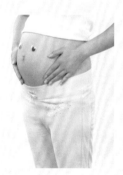

★ 可以用轻柔的力道在腹部做顺时针方向的按摩，每次10~20圈，一天两三次，可帮助缓解腹胀。

有疑惑问医生：

早产有哪些预兆？孕妈妈怎么应对？
若孕妈妈发现腹部发紧、发硬，胎动异常频繁，几乎达到每隔10分钟一次，时间持续一两个小时，就像宫缩一样，同时伴有下体发胀等症状时，可能是早产预兆，孕妈妈要及时到医院检查。

孕 6 月孕妈妈的营养均衡依然最重要，保证饮食的多样化，每天碳水化合物的摄入量保证在 400 克以上，并且应粗细搭配。

孕 6 月，孕妈妈该补铁了

孕 6 月胎宝宝快速发育，孕妈妈消耗也大幅度增加，此时孕妈妈要注意摄入充足的营养。保证营养均衡的同时，有所侧重地增加骨骼生长发育所需的营养，并保证体重的正常增长。

饮食均衡依旧重要

孕妈妈此时不需要多吃一些滋补品，因为如果食用过多容易患孕期糖尿病。均衡、全面的饮食才是关键，只有这样，孕妈妈才能够获得所需的全部营养，胎宝宝才能够茁壮成长。

宜多吃补铁食物

孕中期，胎宝宝快速成长，孕妈妈血容量大增，加上胎宝宝需要吸收大量铁来辅助血液中的红细胞，此时孕妈妈宜多吃富含铁的食物。孕妈妈在补充铁的同时，也要多吃一些富含维生素 C 的食物，助胃肠黏膜吸收铁。

这些食物宜少吃

孕 6 月，饮食要有度，以下食物不能多吃。

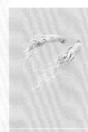

滋补品：不宜多吃人参、燕窝等滋补品，食用过多会导致孕期糖尿病。

性寒凉食物：螃蟹等寒性食物不适宜孕妈妈多吃，食用时要适量。

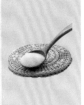

盐：盐含有大量钠，过量食用会加重水肿症状。

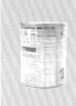

孕妇奶粉：要控制量，而且不能既喝孕妇奶粉，又喝牛奶、酸奶，或者吃大量奶酪等奶制品。

孕 6 月孕妈妈营养素每日摄入量及来源

营养素	每日摄入量	推荐食物来源
碳水化合物	不少于 400 克	主食类食物，如面包、米饭、红薯、土豆等
蛋白质	80~90 克，其中保证优质蛋白 9 克	肉类、鱼类、鸡蛋、乳制品、豆类
脂肪	50~60 克	食用油、核桃、芝麻、花生、动物肝脏、鸡蛋
钙	不少于 1 000 毫克	鸡蛋、牛奶、乳酪、海带、虾皮、大豆及大豆制品，以及油菜、小白菜、茴香、香菜、芹菜等
铁	25 毫克	动物肝脏、猪血、鸭血、瘦肉等
锌	20 毫克	牡蛎、虾皮、鲱鱼、猪肝、豆类、紫菜
维生素 A	1 000~3 000 微克	鸡蛋、胡萝卜、樱桃、梨、枇杷、苹果、香蕉
维生素 C	100~1 000 毫克	蔬菜中西红柿、黄瓜、甜椒、南瓜、胡萝卜，水果中草莓、柑橘、橙、枣、猕猴桃、苹果等，以及红薯

本月营养食谱推荐

清炒奶白菜

原料： 奶白菜200克，水发木耳50克，枸杞子15克，蒜末、葱末、盐各适量。

做法： ①水发木耳洗净，撕成小朵；奶白菜洗净，沥干，掰成片；枸杞子洗净，备用。②锅中放油烧热，加入蒜末爆香。③放入奶白菜和木耳，炒至熟透，放枸杞子迅速翻炒。④放入盐调味即可。

功效： 奶白菜含有丰富的膳食纤维，利于大便顺畅，还含有丰富的维生素C及铁等矿物质，有利于孕妈妈营养均衡。

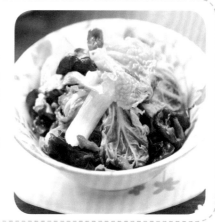

牛肉焗饭

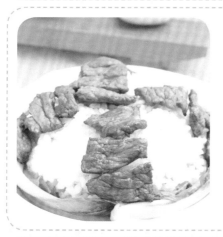

原料： 牛肉、大米、菜心各100克，姜丝、酱油、盐各适量。

做法： ①牛肉洗净，切片，用酱油、姜丝、盐腌制10分钟左右；菜心洗净，焯烫，捞出，摆盘备用。②大米洗净，放入电饭锅中，加入适量开水按"煮饭"键，待饭快熟时，放入腌制好的牛肉片，待食材熟透放入装有菜心的盘中即可。

功效： 牛肉含有丰富的蛋白质、铁、钙、磷等营养成分，孕妈妈常吃可增强体力，维持自身免疫力。

菠菜粉丝

原料： 菠菜200克，粉丝100克，生抽、醋、盐各适量。

做法： ①菠菜去根，洗净，切成10厘米左右的长段，放入沸水中焯烫，捞出沥干。②粉丝用温水泡软，捞出沥水，备用。③将醋、生抽、盐倒入碗中，混合均匀调成调味汁。④将菠菜、粉丝放入大碗中，倒入调好的汁，搅拌均匀即可。

功效： 菠菜含有丰富的类胡萝卜素、维生素C、维生素K等多种营养素。

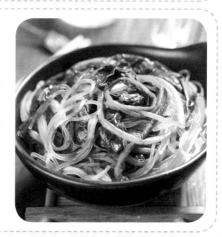

这样做胎教，宝宝更聪明

准爸爸 5 分钟诗词胎教

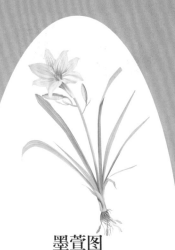

墨萱图

[元] 王冕

灿灿萱草花，罗生北堂下。

南风吹其心，摇摇为谁吐？

慈母倚门情，游子行路苦。

甘旨日以疏，音问日以阻。

举头望云林，愧听慧鸟语。

晒旧衣

[清] 周寿昌

卅载绨袍检尚存，

领襟虽破却余温。

重缝不忍轻移拆，

上有慈亲旧线痕。

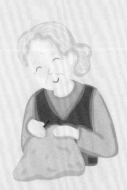

游子吟

[唐] 孟郊

慈母手中线，

游子身上衣。

临行密密缝，

意恐迟迟归。

谁言寸草心，

报得三春晖。

岁暮到家

[清] 蒋士铨

爱子心无尽，

归家喜及辰。

寒衣针线密，

家信墨痕新。

见面怜清瘦，

呼儿问苦辛。

低徊愧人子，

不敢叹风尘。

你是人间的四月天

我说你是人间的四月天，

笑响点亮了四面风，

轻灵在春的光艳中交舞着变。

你是四月早天里的云烟，

黄昏吹着风的软，

星子在无意中闪，

细雨点洒在花前。

那轻，那娉婷，你是，

鲜妍百花的冠冕你戴着，

你是天真，庄严，

你是夜夜的月圆。

雪化后那片鹅黄，你像；

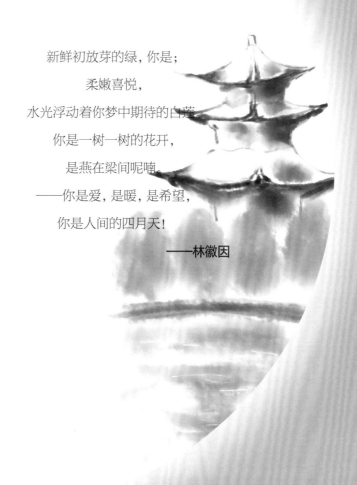

新鲜初放芽的绿，你是；

柔嫩喜悦，

水光浮动着你梦中期待的白莲

你是一树一树的花开，

是燕在梁间呢喃，

——你是爱，是暖，是希望，

你是人间的四月天！

——林徽因

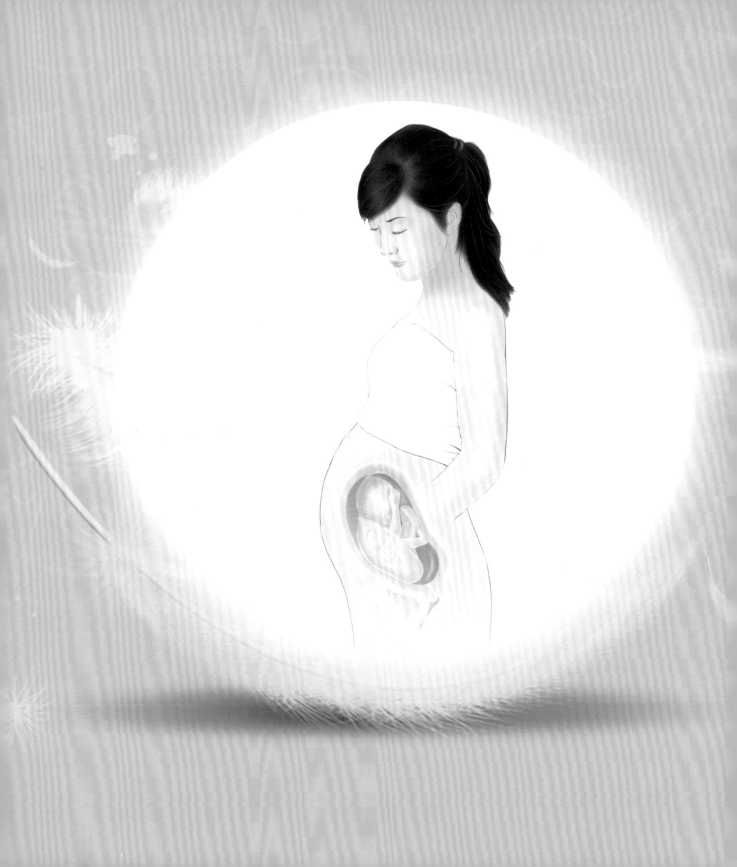

第七章 孕7月
爱上爸爸的声音

　　随着皮下脂肪的堆积，我现在已经长得胖胖的了。子宫里的空间已经变得相对狭窄了，妈妈的肚子也被我撑得大大的，妈妈感觉更疲惫了吧？为了我，妈妈再坚持一下，等我出生了就会好很多。这个月，我胎动的次数可能比原来少了，但力度更强了。妈妈不用太担心，多给我听听音乐、讲讲小故事吧！我特别喜欢听爸爸的声音，妈妈记得提醒爸爸多跟我说说话，多给我讲故事哦！我现在正在加快成长，妈妈要注意保持营养均衡，并适当做做运动。

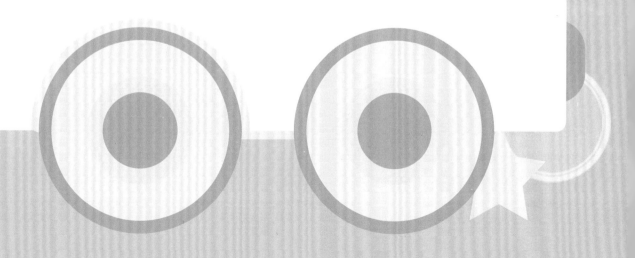

本月要点提醒

孕妈妈的肚子越来越大，胎宝宝的活动越来越频繁，孕妈妈会觉得更加疲倦。这个月，孕妈妈要努力保证充足的睡眠，同时也要注意饮食的质量。

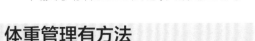

进入孕中期，孕妈妈身体负担重，准爸爸宜常给孕妈妈按摩。

饮食与营养

合理饮水：孕 7 月，孕妈妈经常会感到口渴，但因为此时多数孕妈妈已经出现水肿现象，所以饮水应适量，每天 1.5 升就可以了。

多吃"补脑"食物：这个月，胎宝宝大脑再一次进入发育高峰期，所以孕妈妈应适当增加补脑食物，如奶、蛋、海鱼及各种坚果。

适当吃利尿食物防水肿：冬瓜、萝卜等可防治水肿。

小运动化解身体不适

缓压运动：如果孕妈妈感觉到疲劳，可以尝试做缓压操。

缓解颈肩不适运动：坐在垫上，颈部放松；按顺时针方向轻轻转动颈部。做此动作时，两肩宜放松，转动头部时应缓慢。

缓解背部不适运动：每天坚持做，可缓解因不良姿势造成的上背部疼痛。

生活保健

拍个美美的大肚照：现在孕妈妈肚子已经显现出来，趁现在去拍美美的大肚照吧，为自己和宝宝留下这美好的记忆。

孕中期子宫增大，压迫下肢，使血液回流受阻导致孕妈妈下肢水肿是正常的，无须担心。

体重管理有方法

饥饿感来袭，更要注意吃：孕妈妈每周体重增长不宜超过 350 克。睡前孕妈妈可吃半个苹果或蔬菜条来缓解饥饿，平时吃坚果要适量。

不长肉的小秘诀：每天摄入谷类 400~500 克；豆制品 50 克；肉、禽、蛋、鱼 150~200 克；蔬菜 500 克；牛奶 500 毫升。

孕期不适巧应对

糖耐量超标：严格遵循饮食均衡、营养全面的原则，进行适当的户外运动，保持心情舒畅。

妊娠水肿：若孕妈妈孕 7 月每周体重增长超过 550 克以上，要引起重视。

本月产检重点提前知

孕7月孕妈妈要密切关注体重增长，可以每周称一次体重。此外，本月孕妈妈别忘记做妊娠高血压筛查。

本月产检项目

★ 测量宫高、腹围：了解胎宝宝是否发育迟缓或为巨大儿。

★ 听胎心音：监测胎宝宝发育情况。

★ 体重检查：通过体重增长情况对孕妈妈进行合理的饮食指导。

★ 血压检查：检测孕妈妈是否患有妊娠高血压。

★ 尿常规检查：便于医生了解孕妈妈肾脏的情况。

★ 血常规检查：检查孕妈妈是否贫血。

本月产检的注意事项

医生会先为孕妈妈进行骨盆外测量，如果盆骨外测量各径线或某径线结果异常，会在孕中期进行骨盆内测量，并根据胎宝宝大小、胎位、产力选择分娩方式。

骨盆内测量是医生用食指和中指伸到孕妈妈的骨盆内，摸孕妈妈的骶骨结节，有些测量孕妈妈会感到不舒服，甚至疼痛，所以孕妈妈在配合医生检查时，应放松自己的腹部肌肉。

孕7月出现宫缩正常吗

孕28周，有些孕妈妈会感到腹部一阵阵发紧，摸起来变得硬硬的，就像"宫缩"一样，而出现的时间一般没有规律，程度时强时弱。

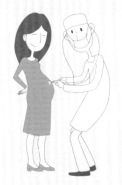

孕妈妈保持放松、愉悦的心情对安全度过孕期是非常重要的。

★ 如果这种现象只是偶尔出现，并且持续时间不长，没有阴道出血现象，孕妈妈不用担心，这很有可能是"假宫缩"，是由于胎头下降，子宫下部受到牵拉刺激导致的。随着胎宝宝的长大，这种现象会越来越频繁。

★ 如果这种现象频繁出现，并且伴随明显的腹痛或阴道流血症状时，应立即到医院就诊。

孕7月，有些孕妈妈还需要做一次胎盘检查，检测胎盘位置成熟度，以判断胎盘状况是否正常。

胎盘成熟度分级，这是对胎盘成熟度做的分级，用GP表示，一般分为0级、I级、II级、III级。I级是胎盘成熟的早期阶段，II级表示胎盘接近成熟，III级提示胎盘已经成熟。孕28周的B超单上通常会有胎盘成熟度，这时的胎盘级别通常为0~I级，如果胎盘过早成熟，属于异常情况，不利于胎宝宝的正常发育。

孕7月，胎宝宝通过不断吞咽羊水来练习消化和呼吸，会出现类似打嗝的现象，孕妈妈不必担心。

第 25 周（第 169~175 天）

这周，孕妈妈腹部、乳房、大腿等处的妊娠纹更加明显，皮肤像要被撑裂似的。现在孕妈妈更容易感到疲惫，由于腹部越来越沉重，为保持平衡，需要腰部肌肉持续向后用力，因而腰腿痛更加明显。

孕妈妈：感觉身体越来越重

由于胎宝宝的长大，孕妈妈的腹部越来越沉重，腰腿痛更加明显。另外随着腹部不断增大，这时会发现肚子上、乳房上会出现一些暗红色的妊娠纹，脸上的妊娠斑也明显起来，这都是见证母爱的印记哦！

宝宝发育看得见

胎宝宝如今长约 30 厘米，胎重约 750 克，重量可以和一个木瓜媲美了。此时胎宝宝的大脑发育已进入一个高峰期，脑细胞迅速增殖分化，脑体积增大，不久，将会长成一个聪明可爱的小人儿哦。没有玩具的胎宝宝，闲着没事就爱把玩变厚了的、弹性十足的脐带。

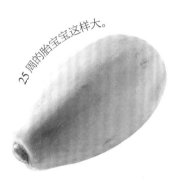

25 周的胎宝宝这样大。

孕 25 周（第 169~170 天）	孕 25 周（第 171~172 天）	孕 25 周（第 173~175 天）
胎宝宝的力气越来越大，当他使劲踢打的时候，孕妈妈的肚子上会鼓起一个可爱的小包，那是胎宝宝在挥动他的小手或小脚丫。	胎宝宝头部在迅速发育，颈部和躯干开始伸展，手和脚都能自由活动了。不管胎宝宝是男是女，乳头都开始发育了。	胎宝宝的脊柱由 33 块环状骨、150 个关节和 1 000 条韧带构成，胎宝宝这个时期需要更多的钙，孕妈妈要注意补充。
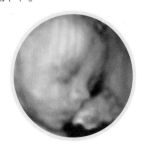	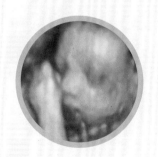	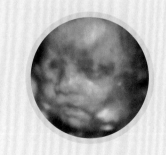

体重管理三大对策

孕7月，胎宝宝和孕妈妈对各种营养素的需求都有所增加，孕妈妈要调整食物的食用量，尽量让体重在合理范围内增长。

饥饿感来袭，更要注意吃

孕7月，孕妈妈会更容易感到饥饿，但也要控制饮食，晚上睡前孕妈妈可以喝杯牛奶或者吃少许蔬果条来缓解饥饿。平时吃坚果要适量，因为坚果中油脂含量较高，吃多了会导致脂肪堆积。另外，孕妈妈可以吃一些煮熟的豆类，补充蛋白质的同时，也能增强饱腹感。

> 孕7月是孕妈妈体重迅速增长、胎宝宝迅速成长的阶段，此时孕妈妈的主食最好是米面和杂粮搭配，副食则要全面多样、荤素搭配。

预防便秘和水肿也可控制体重

孕7月，越来越严重的便秘和水肿会造成孕妈妈体重增长，培养良好的生活和排便习惯是预防便秘的好方法。

想要预防水肿，就要注意调整以下几点生活习惯：

1. 调整工作和生活节奏，不要过于紧张和劳累，保证充分的休息。

2. 不宜久站、久坐，多走动，增加下肢血液流动。

3. 休息时尽量抬高双腿。

4. 低盐饮食能够有效调节身体内的盐分、水分，预防水肿。

不长肉的小秘诀

本月，孕妈妈的肚子已经越来越大了，行动多有不便，所以控制体重要靠合理的饮食，以及适度的锻炼。

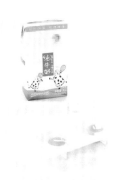

★ 孕妈妈每天需食用适量、多样的食物，包括谷类（需适当选择粗粮）、豆制品、肉、禽、蛋、鱼、动物肝脏及动物血、蔬菜（深色蔬菜需占一半以上）、牛奶。

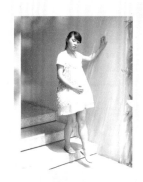

★ 每天适当锻炼，最好的方式就是散步，一般以20分钟左右为宜，不要太劳累，中途可以坐下来休息。

有疑惑问医生：

每天上班在办公室坐一天，会不会运动量不够？

会的，因此职场孕妈妈每天要坚持运动，只有达到一定的运动量，才有助于控制体重。如果孕妈妈平时在工作中没时间活动，那么下班后就需要勤运动了，可以在每天晚饭后半小时坚持散步20分钟。

第 26 周（第 176~182 天）

孕妈妈的子宫持续增大，推动肋骨向上移动，因此会引起肋骨疼痛。即将进入孕晚期，胎宝宝会迅速发育，也需要更多的营养和能量。孕妈妈每日饮食要规律，营养要均衡，适当锻炼，为胎宝宝的发育提供有力的支持。

孕妈妈：可以拍大肚照了

孕 26 周，孕妈妈的体重增长了大约 5.9 千克。这周胎宝宝的小房子大概已经到了肚脐上 6 厘米的位置，从耻骨联合的上缘量起大约 26 厘米。随着肚子越来越大，孕妈妈身体重心移到了腹部下方，可能会出现腰酸、腹痛、腿发麻等症状。

此时，孕妈妈的肚子已经突出来了，孕妈妈可以去拍一套大肚纪念照了，记录充满孕味的自己，纪念这充满甜蜜和辛苦的怀胎十月，就像婚纱照一样，为自己和宝宝留下最美好的回忆。

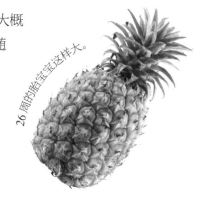

26 周的胎宝宝这样大。

宝宝发育看得见

胎宝宝长约 32.5 厘米，胎重约 950 克，已经长到一个菠萝那么重了。从现在到出生，随着胎宝宝脂肪的迅速累积，其体重会增长 3 倍以上，因为胎宝宝需要脂肪来帮助他适应离开"小房子"后外界更低的温度，并提供出生后头几天的能量和热量。

孕 26 周（第 176~177 天）

胎宝宝脂肪的堆积仍在继续，但皮肤依然薄如蝉翼，透过皮肤，能清晰地看见他那像小河般纵横的血管。

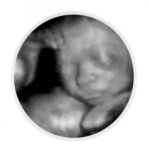

孕 26 周（第 178~179 天）

胎宝宝的手指甲和脚趾甲慢慢长长，像一枚小小的贝壳扣在指端，也像蚌、蛤蜊的壳一样具有很好的保护作用。

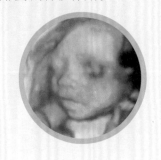

孕 26 周（第 180~182 天）

胎宝宝的感官系统与大脑发生各种联系，这些联系有助于胎宝宝出生后对外界输入信号的理解。

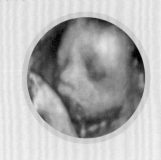

运动化解身体不适

随着胎宝宝的逐渐长大，孕妈妈感觉身体越来越重，可能会出现腰酸背痛、肌肉酸疼等不适症状。此时，孕妈妈不用慌，可利用闲暇时间多做做保健操，对缓解疼痛很有帮助呢！

感到疲劳，尝试下缓压运动

如果孕妈妈感觉到疲劳，可以尝试做做缓压操。

坐于椅子上或床上，深呼吸，从脚部开始，按照脚部、下肢、手、上肢、躯干、肩部、颈部和头部的顺序，依次放松身体各部分的肌肉，持续 5~10 分钟。

坐于椅子上或床上，采用腹部吸气模式缓慢吸气，最好使吸气时间保持为心里默数 4 个数的时间；然后慢慢吐气，同时放松肩膀和颈部，吐气时间可比吸气时间稍长。

> 缓压操非常适合职场孕妈妈，职场孕妈妈拖着较重的身体还要坚持上班，在工位上做这套缓压操对缓解疲劳很有效果。

缓解背部不适有方法

自然站立，两手臂弯曲，手指尖置于双肩处，肘关节向前做画圈动作，然后再向后做，每次做 10 下，感到上背和肩部肌肉紧张时停止。每天坚持做，可缓解因不良姿势造成的上背部疼痛。

缓解腿脚水肿运动

坐在床上或地板上，身体略向后仰，两手支撑，抬起右脚，向右摇摆脚腕并转动，左右脚各 10 次。

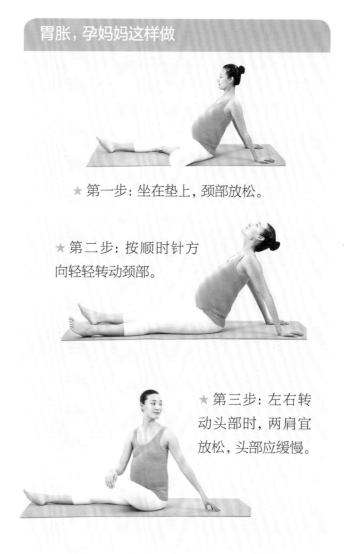

胃胀，孕妈妈这样做

★ 第一步：坐在垫上，颈部放松。

★ 第二步：按顺时针方向轻轻转动颈部。

★ 第三步：左右转动头部时，两肩宜放松，头部应缓慢。

肌肉疼痛不用怕

自然站立，向两侧伸开双臂，同时手掌打开，做画圈动作，幅度由小到大，共做 10 次；然后反方向画圈，动作由大到小，共 10 次，每节可重复 2 次。每天坚持做，可缓解上背部的肌肉和上肢肌肉的疼痛。

骨盆测量

　　骨盆测量是本月的重要产检项目，得出的结果是决定分娩方式的重要依据。医生会先为孕妈妈进行骨盆外测量，如果骨盆外测量各径线或某径线结果异常，会再进行骨盆内测量，并根据胎宝宝大小、胎位、产力选择合适的分娩方式。

测量时这样做

　　测量时，孕妈妈应放松腹部肌肉，因为越紧张，医生的操作越困难，孕妈妈的痛苦也越大，需要的时间也会更长。测量时，孕妈妈还应注意不要大喊大叫，更不要把臀部抬得很高，这都会增加检查难度。

检查项目	测量位置	正常值	作用
髂棘间径	孕妈妈仰卧，用骨盆测量尺测两髂前上棘外缘间的距离	23~26 厘米	此径线可间接推测骨盆入口横径的长度
髂嵴间径	孕妈妈仰卧，测两髂嵴外缘间的最宽距离	25~28 厘米	此径线可相对地反映骨盆入口横径的大小
骶耻外径	孕妈妈侧卧，上腿伸直，下腿弯曲，测耻骨联合上缘中点到第五腰椎棘突下的距离	18~20 厘米	此径线可间接推测骨盆入口前后径的大小
坐骨结节间径	两坐骨结节内侧间的距离	8.5~9.5 厘米	代表骨盆出口的横径
耻骨弓角度	测量耻骨联合下缘	正常值约 90°，小于 80° 不正常	此角度反映骨盆出口横径的大小

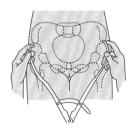
测量髂棘间径 (IS)

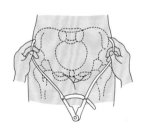
测量髂嵴间径 (IC)

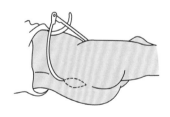
测量骶耻外径 (EC)

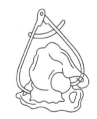
测量骶耻外径 (EC) 内视图

去拍美美的大肚照吧

并不是只有青春少女才能拍艺术照，也并不是只有结婚才能去婚纱摄影店。在怀孕这个人生特殊时期，当然应该拍一套艺术照，给自己和未来的孩子留下一个永久的纪念。这时候孕妈妈的肚子长得已经够大了，正是拍大肚照的好时候。孕妈妈那一低头的温柔，别有一番动人的韵味。

拍照时可化妆

孕妈妈要提前和摄影师或影楼工作人员预约好拍摄时间，最好选择比较温暖又不太热的时候，如果是在夏天，最好是在上午或者傍晚时候拍外景。提前一天将头发洗干净，最好不要绑头发。和化妆师沟通好，敏感肌肤最好自带化妆品。

大肚子大方露出来

既然是拍大肚照，孕妈妈一定要拍一组露出大肚子的照片。有些摄影师为了视觉效果，会在孕妈妈肚皮上画彩绘，如果不能确定彩绘涂料的质量，孕妈妈最好不要在肚皮上画彩绘。侧身照凸显腹部曲线，孕妈妈拍照时最好多拍侧身照，可以凸显孕妈妈的腹部轮廓。

拍照时，孕妈妈根据摄影师的指导做一些简单的姿势即可，手可以自然叉腰或抱腹，或者拿一些简单的道具，但不要追求高难度动作，时间也不宜太长。

准爸爸最好也加入，拍几张幸福的全家福。

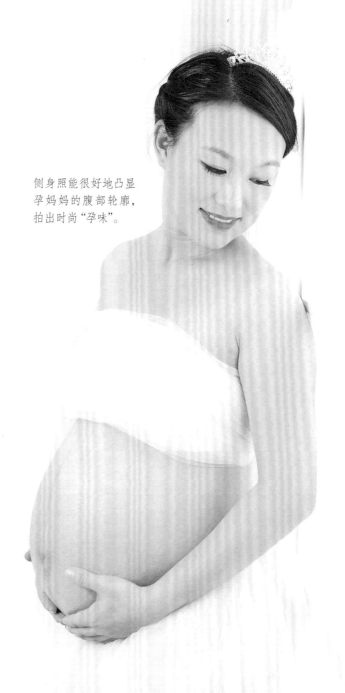

侧身照能很好地凸显孕妈妈的腹部轮廓，拍出时尚"孕味"。

第 27 周（第 183~189 天）

由于孕妈妈的身体负荷加大，后背和腿部的疼痛感会变得更强烈，会发现很难看到自己的脚趾，洗脚、系鞋带也都开始成为难题。此时就需要准爸爸的帮助，准爸爸要及时给予孕妈妈支持和鼓励，帮助孕妈妈增强信心。

孕妈妈：要保持愉快的心情

孕 27 周，孕妈妈的子宫上移到肚脐上方 7 厘米以上，子宫底高度达到 27 厘米。现在孕妈妈的体重增长了大约 6.4 千克，羊水大概已经到了 700 毫升，肚皮继续增大。此时孕妈妈的血压会稍高一些，但这属于正常现象。另外，孕妈妈保持快乐、愉悦的心情，对胎宝宝和自己都十分有益哦。

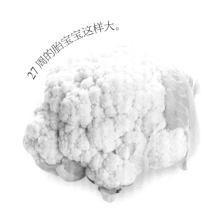

27 周的胎宝宝这样大。

宝宝发育看得见

胎宝宝长约 34 厘米，胎重接近 1 000 克，和一棵菜花差不多等重。胎宝宝的身体已经大得快碰到子宫壁了，越来越胖，可爱极了。味觉开始形成，可以分辨出甜味或苦味了；嗅觉也形成了，并且掌握了寻找孕妈妈气味的本领哦。

孕 27 周第（183~184 天）	孕 27 周（第 185~186 天）	孕 27 周（第 187~189 天）
胎宝宝肺部的气囊开始发育。此时气囊像一个小小的救生圈，帮胎宝宝浮出水面。	胎宝宝的大脑脑波开始对视觉和听觉系统产生反应，这个时候很适合做音乐胎教、美学胎教。	这时胎宝宝的气管和肺部还未发育成熟，但是他仍然在不断进行呼吸动作的练习。
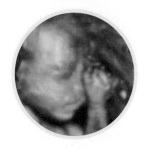	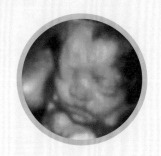	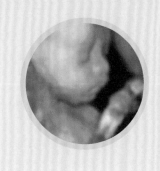

预防妊娠高血压疾病，这些一定要知道

什么是妊娠高血压疾病

妊娠高血压疾病是怀孕期特有的疾病，包括妊娠高血压、子痫前期、子痫、慢性高血压并发子痫前期以及慢性高血压。我国发病率为 9.4%，此病对母婴健康有着非常大的影响，孕妈妈一定要重视起来，做到防患于未然。

对孕妈妈和胎宝宝的影响

妊娠高血压疾病会严重影响母婴健康，是孕产妇和围生儿发病和死亡的主要原因之一。

妊娠高血压疾病易引起母体产后出血、胎盘早期剥离、子痫、心力衰竭、凝血功能障碍及产后血液循环障碍等，易造成胎宝宝早产、胎儿窘迫、胎儿生长受限等。

妊娠高血压疾病这样吃

★ 低盐食物：具体指的是每日可用食盐不超过 2 克，但不包括食物内自然存在的氯化钠。在做饭时尽量少放盐，平时养成清淡饮食的习惯。

★ 利尿食物：孕妈妈也可以吃一些具有利尿作用的食物，如冬瓜、丝瓜等。

预防妊娠高血压疾病有方法

孕晚期孕妈妈注意预防妊娠高血压疾病，可从以下几方面入手：

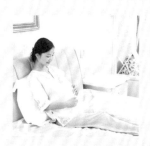

注意休息：充足的睡眠、心情愉快对预防妊娠高血压疾病有益处。

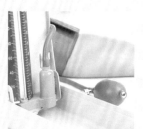

注意血压和体重：平时注意血压和体重的变化，如有不正常情况，应及时就医。

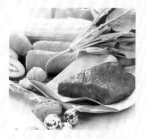

均衡营养：多吃新鲜蔬果，适量进食鱼、肉、蛋、奶等食物。

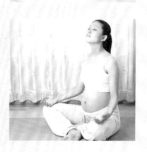

坚持体育锻炼：散步、太极拳、孕妇瑜伽等运动可使全身肌肉放松，促使血压下降。

第 28 周（第 190~196 天）

子宫底已上升到肋骨下缘，顶压膈肌，如果孕妈妈以前还感觉不明显，这时就会明显觉得呼吸有些困难。因腹部沉重，睡觉时平躺的姿势也会让孕妈妈有些不舒服了，最好侧卧。有些孕妈妈也许会出现脚面或小腿水肿现象。

孕妈妈：已经进入孕晚期了

从这周开始，孕妈妈就进入孕晚期了。孕妈妈体重将增长 6.8 千克左右，宫高 21~24 厘米。如今，孕妈妈的腹部向前突出得更加厉害，身体重心已经移到腹部下方，只要身体稍微失去平衡，就会感到腰酸背痛或腿痛。为了缓解以上这些不适症状，孕妈妈可以适当地运动，不仅能缓解不适的症状，也能让身心更加放松。由于腹部变得更加沉重，孕妈妈平躺会感觉喘不过气，最好采用侧卧睡姿。

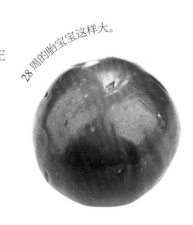

28 周的胎宝宝这样大。

宝宝发育看得见

胎宝宝长约 35 厘米，胎重约 1 150 克，就像一个圆圆的茄子。胎宝宝依旧努力地囤积着脂肪，也努力地练习呼吸运动，一呼一吸，为出生后在妈妈子宫外的生活做好准备。这个时期的胎宝宝眼睛能睁开也能闭上，而且已经形成了规律的睡眠周期。

孕 28 周（第 190~191 天）

随着胎宝宝的成长，包裹他的羊膜囊也在变大。胎宝宝肌肉的紧张度渐渐提高，手现在可以有力地抓握了。

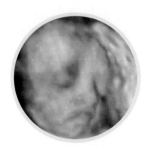

孕 28 周（第 192~193 天）

胎宝宝长得越来越结实，他的踢腿和敲打也有力了。当他翻身的时候，孕妈妈的肚皮上会鼓起大包，好像有一条大鱼在肚子里游来游去。

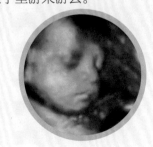

孕 28 周（第 194~196 天）

胎宝宝处于快速发育时期，他的肺已经发育到可以自己呼吸空气了。如果宝宝提前出生，也能很快自己呼吸，适应外面的世界。

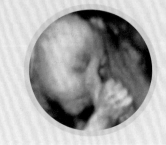

自测胎动很重要

胎动的次数多少、快慢、强弱直接关系到胎宝宝的安危，孕妈妈每天数胎动能了解胎宝宝每天的健康状态。

胎动的感觉

胎动的感觉有许多种，扭动、翻滚、肚子一跳一跳的、冒泡泡、像鱼在游泳、像虾在跳……胎宝宝在肚子里的动作千变万化，所以每个孕妈妈的胎动感觉会有所不同。

计算胎动次数的方式

计算固定时间内的胎动次数

正常的胎动应为 3~10 次/小时。正确的数胎动的方法为：每天早上、中午、晚上分别固定 1 小时数胎动，需要注意的是，3 分钟以内的连续动，算为 1 次胎动。

累计每天的胎动次数

这是最简单的计算方法，可以做一个简单的表格，每天早上 8 点开始记录，每感觉到胎动，就在表格里做个记号，累计 30 次后，就说明胎宝宝一切正常，不用再做记录。如果从早 8 点到晚 8 点，胎动次数没有达到 10 次，孕妈妈应尽快去医院。

胎宝宝在孕妈妈肚子里的活动

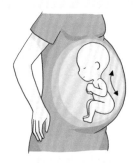

1. 常常会伸展背部。

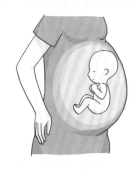

2. 有时只是呼吸，孕妈妈的肚子也会跟着动。

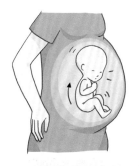

3. 听到声音时会做出反应。

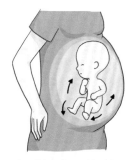

4. 有时候会尽力伸展四肢。

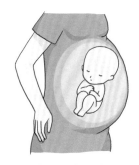

5. 有时候身体会缩成一团。

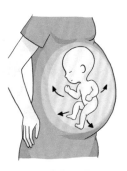

6. 生气或高兴时会用力踢孕妈妈肚子。

合理饮水，多"补脑"

孕7月，胎宝宝和孕妈妈的体重是以"每周"的频率增长的，此时胎宝宝和孕妈妈对各种营养元素的需求都有所增加，所以孕妈妈要调整食物的摄入量，使摄入营养更符合身体需求。

孕妈妈要合理饮水

孕中期很多孕妈妈会经常出现口渴现象，但孕7月时水不是喝得越多越好，因为此时大多数孕妈妈已出现轻微或明显的下肢水肿，饮水过多会使水肿更加严重。一般孕妈妈每天喝1.5升水即可，最多不宜超过2升。当然，一切应以能满足代谢为宜。

宜多吃"补脑"食物

孕7月，胎宝宝大脑又一次进入发育高峰期，而脑细胞迅速生成需要优质蛋白质、DHA、EPA等具有补脑作用的营养物质参与，所以孕妈妈宜多吃补脑食物。

鸡蛋：含有人体所必需的多种氨基酸、丰富的卵磷脂以及钙、磷，有益于胎宝宝大脑的发育。

核桃：含有的矿物质锌和锰是脑垂体的重要成分，可健脑，另外，还含有必需脂肪酸。

宜补充B族维生素

B族维生素参与体内多种物质代谢和生理反应，它们可以通过对神经系统的调控间接影响孕妈妈情绪，可以消除或缓解孕期疲劳，孕妈妈可适当多摄入一些。富含B族维生素的常见食物有空心菜、菠菜、小白菜、韭菜、香椿，以及大豆和豆制品等。

适量吃利尿食物防水肿

孕妈妈可适当吃些利尿食物，以预防和缓解孕期水肿。

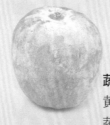

蔬菜：冬瓜、萝卜、丝瓜、黄瓜等是有利尿作用的蔬菜。

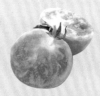

蔬果：西红柿、橘子、葡萄具有通利小便的功效，孕妈妈可以适量吃些。

谷物：黑豆、玉米、红小豆等是有利尿作用的谷物。

本月胎宝宝和孕妈妈体重增长幅度变快，因此要保持足够的热量摄入，饮食结构要均衡，肉、蛋、奶、蔬果都要吃。

本月营养食谱推荐

海鲜炒饭

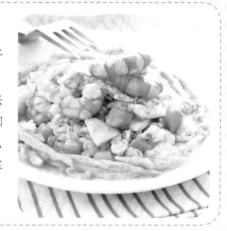

原料: 熟米饭 150 克, 鸡蛋 2 个, 小墨鱼 1 只, 去骨鱼肉 100 克, 虾仁、干贝各 30 克, 葱末、淀粉、盐各适量。

做法: ①鸡蛋打入碗中, 分开蛋清和蛋黄; 去骨鱼肉洗净, 切片; 墨鱼去外膜切丁, 与干贝、虾仁一起洗净, 放入沸水中余烫, 捞出, 放入碗中加淀粉和蛋清拌匀; 蛋黄打散煎成蛋皮, 切丝。②油锅爆香葱末, 放入虾仁、墨鱼、干贝、去骨鱼肉拌炒, 加入米饭、盐炒匀, 盛入盘中, 盘边摆入蛋丝即可。

功效: 海鲜易消化, 含丰富的蛋白质, 为孕妈妈和胎宝宝补充营养。

清蒸鲈鱼

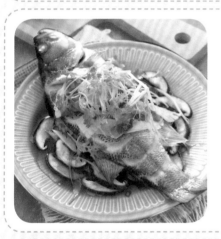

原料: 鲈鱼 1 条, 笋片 30 克, 火腿片、香菇、香菜段、姜丝、葱丝、盐、酱油各适量。

做法: ①鲈鱼去鳞、去内脏, 洗净, 抹盐放入蒸盘中。②笋片、火腿片码在鱼身上; 香菇用温水泡发, 去蒂切片, 码在鱼周围。③姜丝、葱丝放入鱼盘中, 倒入酱油。④蒸锅内放水烧开, 放入鱼盘, 大火蒸 8~10 分钟, 饰以香菜段。

功效: 鲈鱼是一种既补身又不会造成营养过剩而导致肥胖的营养食物, 孕妈妈吃鲈鱼可补充蛋白质、钙等营养素, 有利于胎宝宝的发育。

彩椒三文鱼粒

原料: 三文鱼、洋葱各 100 克, 红甜椒、黄甜椒、青椒各 20 克, 酱油、盐、香油各适量。

做法: ①三文鱼洗净, 切丁, 调入适量酱油拌匀, 腌制备用; 洋葱、黄甜椒、红甜椒和青椒分别洗净, 切成丁。②油锅烧热, 放入腌制好的三文鱼丁煸炒, 加入剩余食材和盐、香油, 翻炒熟即可。

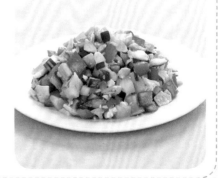

功效: 彩椒三文鱼粒能进一步提高胎宝宝的智力和视力水平, 其中的三文鱼含有丰富的不饱和脂肪酸, 可以降低孕妈妈血液中胆固醇的含量。

这样做胎教，宝宝更聪明

涂色游戏——池塘

　　色彩对人的视觉影响最大，通过色彩的刺激会直接影响孕妈妈的精神状态。孕妈妈除了画画外，还可以进行水彩涂色，孕妈妈可以边涂边告诉胎宝宝："草是绿色的，荷花是粉色的，水是蓝色的……妈妈将这几种颜色一一涂上去，宝宝看到了吗？效果还不错吧。"

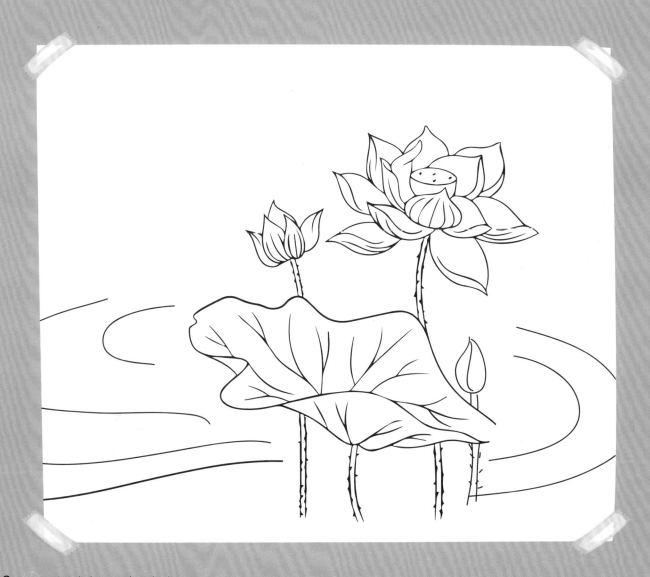

画只小青蛙

闲暇时，孕妈妈不妨拿起画笔画只可爱的青蛙吧，孕妈妈将从绘画中得到的美学知识传递给胎宝宝，对胎宝宝日后绘画潜能的开发相当有益。别忘了告诉胎宝宝青蛙什么样的，又是如何叫的哦！

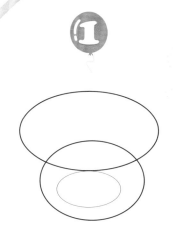

画 1 个椭圆形鸡蛋，再画 2 个小椭圆。

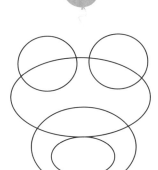

选好位置再下笔，画出 2 个小圆圈。

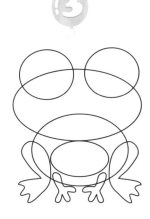

画上两条弯弯的后腿和前腿，小小趾爪像王冠。

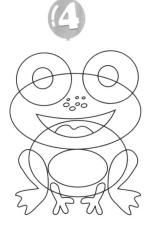

再画上嘴巴和鼻子，最后把眼睛补齐全了，就画完了。

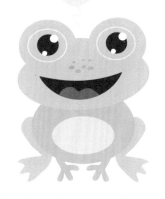

涂上色彩，并告诉宝宝这是什么颜色。

当然了，孕妈妈也可以在背上加几道淡绿色的水彩，加一张荷叶，如果兴致好，再加上几颗露珠……一切全凭自身喜好。

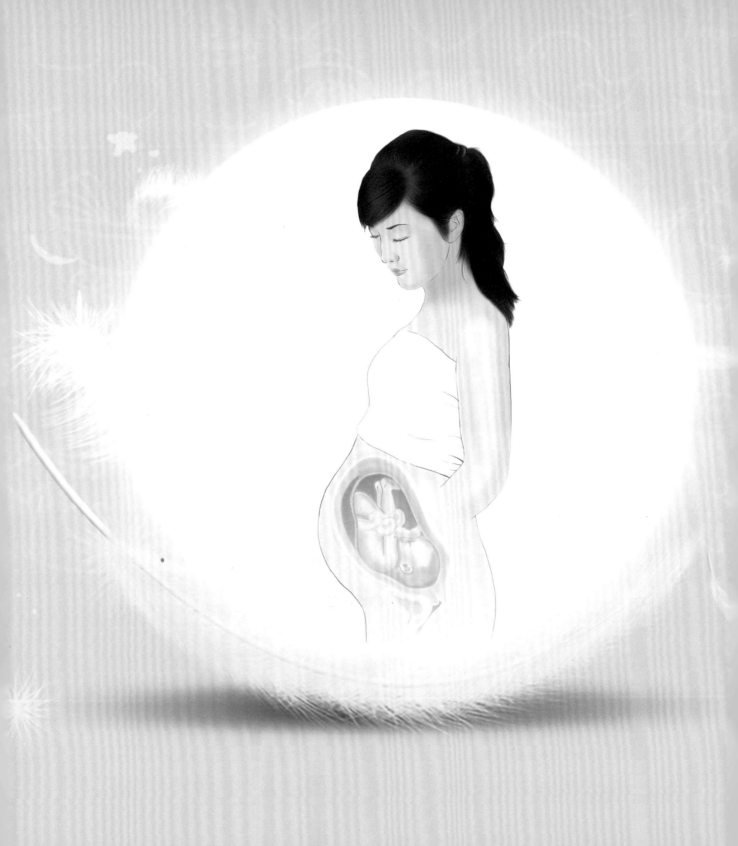

第八章 孕8月
我很聪明，妈妈很欣慰

　　这个月，我的智力在快速增长，妈妈要记得多吃些益智的食物哦。随着我脑部逐渐变得发达，我会呼吸、会吮手指头，还能做 360° 的大转身。还有，我能思考、会记忆了，爸爸妈妈要多陪我做做游戏，这样有助于开发我的思维。我越来越大了，活动也越来越频繁，妈妈是不是感觉更辛苦了？妈妈要尽可能地休息好。我有时候会比较活跃，妈妈可能会觉得有点不舒服，妈妈可以多跟我说说话，我会努力做个乖宝宝，不会太调皮的。

本月要点提醒

孕晚期，孕妈妈身体负担增加，此时生活节奏宜放缓，工作量、活动量都应适当减少。如果身体情况不允许，高龄孕妈妈在孕 32 周后还需要申请休假。

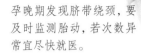

孕晚期发现脐带绕颈，要及时监测胎动，若次数异常宜尽快就医。

饮食与营养

补铁： 孕妈妈一定要对铁元素的摄入重视起来，每天以 35 毫克为宜。

补钙： 每日摄入钙质应增加到 120 毫克，可以通过吃钙片来获得所需的钙质。

孕期不适巧应对

呼吸急促： 孕妈妈可放松自己，常做深呼吸，平日多出去走走，呼吸一下外面的新鲜空气。若同时还出现胸痛，或者口唇、手指发紫的情况，应立即就医。

胎儿缺氧： 孕妈妈要准确辨别造成胎儿缺氧的原因，胎盘、脐带因素还是胎儿因素，针对性地采取措施。

妇科炎症： 注意外阴清洁卫生，若出现瘙痒，白带增多，颜色及性状也发生了变化，并且有异味时，宜尽快去医院就诊。

生活保健

远离孕期抑郁： 保证每天有足够的时间和准爸爸在一起，并保持亲密的交流。

胎位检查： 孕妈妈应做好产前检查，及时诊断胎位。如果有胎位不正，要在医生指导下纠正胎位。

孕 8 月，孕妈妈的便秘、背部不适、腿肿等状况可能会更严重。为了将来分娩能轻松一些，孕妈妈要适当运动。

体重管理有方法

不宜过度肥胖： 孕妈妈体重每周增长最好不要超过 500 克。

运动不要停： 进入孕晚期的孕妈妈出现体重增长过快的情况很普遍，饮食控制是一方面，运动控制也不能忘。

运动注意安全： 最好由家人陪同一起外出。外出穿的鞋，最好选择舒适、合脚的运动鞋。

脐带绕颈不要慌

原因： 脐带绕颈与脐带长度及胎动有关，胎宝宝较多地自动回转、倒转，就可能导致脐带绕颈。

脐带绕颈怎么办： 回家要经常数一下胎动；羊水过多或过少、胎位不正的要做好产前检查；睡觉时尽量采取左侧卧位。

本月产检重点提前知

从这个月开始，孕妈妈开始要为即将到来的分娩做准备了。另外，孕晚期孕妈妈的白带增多，需要进行白带检查。

本月产检项目

★ B 超检查：补充大排畸时看到的数据。

★ 白带检查：判断孕妈妈是否有生殖道感染。

★ 体重检查：通过孕妈妈的体重增长情况对孕妈妈进行合理的饮食指导。

★ 血压检查：检测孕妈妈是否患有高血压或低血压。

★ 血常规检查：检查孕妈妈是否贫血。

本月产检的注意事项

本月要进行白带检查，以判断阴道清洁度。在检查前一天晚上和当天早晨，孕妈妈可用清水适当清洗一下外阴。注意饮食，不要吃过多油腻、不易消化的食物，不饮酒，不要吃对肝、肾功能有损害的药物。

除此之外，因为孕妈妈在孕期中，激素水平是不断变化的，阴道酸碱度改变、新陈代谢旺盛、外阴湿润，有利于真菌生长，所以孕期很容易患阴道炎，为了保证胎宝宝的健康成长和顺利分娩，因此孕妈妈在整个孕期，都应关注白带的变化，一旦出现外阴瘙痒，白带增多，颜色及性状也发生了变化，并且有异味时，宜尽快去医院就诊，做一个白带常规检查，以此来推断是否患有阴道炎、盆腔炎等妇科疾病。

做白带检查前 1 天应避免房事。前 3 天还要避免冲洗阴道，可以简单清洗外阴，否则会影响检查结果。

医生教你看懂白带检查报告单

阴道清洁度判断标准

清洁度	阴道杆菌	球菌	上皮细胞	脓细胞或白细胞
I	++++	–	++++	0~5 个 /HP
II	++	–	++	5~15 个 /HP
III	–	++	–	15~30 个 /HP
IV	–	++++	–	>30 个 /HP

I ~ II为正常，III ~ IV为异常，可能为阴道炎，同时常可发现病原菌、真菌、阴道滴虫等。做清洁度检查时应同时做滴虫、真菌检查。此外，化验阴道清洁度时常用 pH 来表示酸碱度，正常时 pH 为 4.5，患有滴虫性或细菌性阴道炎时白带的 pH 上升，可大于5 或 6。

第 29 周（第 197~203 天）

截至本周，孕妈妈的体重增长 8.5~10 千克为正常现象。不规律的宫缩此时也时有发生，孕妈妈会觉得肚子偶尔一阵阵地发硬、发紧，这也是正常的。如果宫缩频繁，有可能早产，需立即就医。从这周开始，每 2~3 周需接受一次产前检查。

孕妈妈：已经到冲刺阶段啦

孕 29 周，现在孕妈妈子宫高度比肚脐高 7.6~10.2 厘米，从耻骨联合处量起约 29 厘米。现在孕妈妈的腹部已经很明显了，看起来"孕味"十足。这个阶段的孕妈妈，有时可能会觉得肚子偶尔一阵阵地发硬、发紧，不要太担心，这是假宫缩。这个阶段，孕妈妈身体负担增加，要注意休息，尽量避免长时间站立或者走太远的路。生活节奏宜放缓，工作量、活动量都应适当减少，如果身体情况不允许，可以申请休假。此时孕妈妈就不要再出远门了，在家多多休息，了解一些分娩的常识，为分娩做好准备。

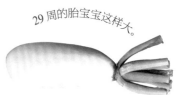
29 周的胎宝宝这样大。

宝宝发育看得见

胎宝宝长约 36.5 厘米，胎重约 1 300 克，重量如同一根萝卜。胎宝宝越来越大，快充满整个子宫了，大脑和内脏器官还在继续发育中，头部随着大脑的发育而增大。听觉系统也发育得越来越完善了，胎宝宝现在还在努力地练习做一呼一吸的类似呼吸运动。

孕 29 周（第 197~198 天）

胎宝宝这个小调皮已经有自己的情绪了，当爸爸妈妈长时间忽视他时，他会拳打脚踢地表示抗议。

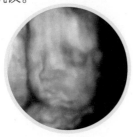

孕 29 周（第 199~200 天）

胎宝宝的肺已经发育完善，他可以吸进新鲜的氧气，也可以将体内产生的二氧化碳呼出。

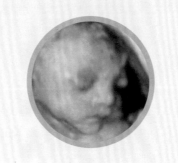

孕 29 周（第 201~203 天）

胎宝宝对光线、声音、气味和味道更敏感了，皮肤的触觉也已发育完全。

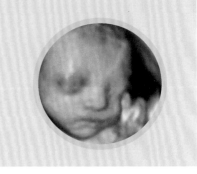

体重管理不松懈

从现在开始直至分娩，孕妈妈体重将增长三四千克。现在，胎宝宝正在为出生做最后的冲刺，孕妈妈体重每周增长 500 克也是可能的，但是最好不要超过这个数值，否则会使胎宝宝过大，影响顺产。

孕晚期不宜过度肥胖

孕晚期，孕妈妈要控制碳水化合物、糖、盐的摄入量，以免引起过度肥胖，引发妊娠糖尿病、妊娠高血压疾病等。

如果孕妈妈的体重已经超标了，可以适当减少米、面等主食的摄入量，但不要完全不吃主食，也可吃一些豆制品，注意少吃水果。必要的时候，孕妈妈需要到医院咨询，制定个性化的健康饮食。

> 腐竹虽然也是豆制品，但是经过了油炸加工，油脂及热量比豆腐、豆干等豆制品要高很多，孕妈妈在控制体重时应少吃。

运动不要停

进入孕晚期的孕妈妈出现体重增长过快的情况很普遍，饮食控制是一方面，运动控制也不能忘。这个时期，孕妈妈的肚子越来越大，运动过程中的危险增加了，孕妈妈在锻炼时要更加小心。

但是不要因为担心就放弃了运动，这样并不利于顺产，还会导致孕妈妈和胎宝宝体重过重，影响身体健康。

孕 8 月，运动注意安全

孕 8 月，孕妈妈的腹部很大，散步时也许已经看不到脚下的路了，可能发生跌倒、撞到腹部的危险，因此孕妈妈要格外注意安全。

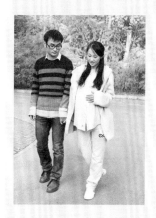

★ 最好由家人陪同一起外出，散步时不要东张西望，注意看清前面的路；还要注意着装轻便，以防止衣物被东西挂到导致孕妈妈跌倒。

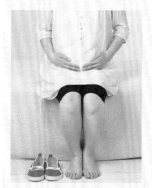

★ 外出穿的鞋，最好选择舒适、合脚的运动鞋或布鞋，孕妈妈就不要穿人字拖、拖鞋或者高跟鞋出门了。

有疑惑问医生：

孕 8 月，孕妈妈适合做哪些运动？
建议选择舒展和活动筋骨的运动。稍慢的散步加上一些慢动作的健身体操，是更适合本时期孕妈妈的运动方式。散步的同时，孕妈妈还要加上静态的骨盆底肌肉和腹肌的锻炼，为顺产做好准备。

第30周（第204~210天）

这时孕妈妈会感到身体越发沉重，肚子大得看不到脚，行动越来越吃力。而且此时子宫底上升到肚脐和胸口之间，对胃和心脏造成压迫，使孕妈妈出现胸闷、胃痛的症状，食欲也减弱了许多。

孕妈妈：肚子大得看不见脚

孕30周，孕妈妈大概增重了7.6千克，宫高约30厘米，上面的肌肉已经被撑大，甚至出现了妊娠纹。肚子的增大使孕妈妈已经很难看到脚下了，会感觉身体越来越沉重，行动也越来越困难，就连弯腰这个在平时很简单的动作，也几乎成为一大难事了。从现在起，行动不便、呼吸困难等问题也慢慢找上孕妈妈，且胃部也会感到不适，还有腹胀的感觉。此时孕妈妈要格外注意，如有腹胀要多休息。再过几周，随着胎宝宝头部开始下降，进入骨盆，孕妈妈的不适感会逐渐减轻。

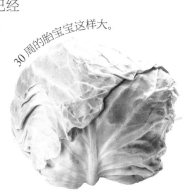

30周的胎宝宝这样大。

宝宝发育看得见

胎宝宝长约37厘米，胎重约1 500克，约和一棵包心菜等重。此时，胎宝宝大脑发育非常迅速，肌肉也在继续生长发育着，眼睛时不时地一睁一闭。头发越来越密集，骨骼也变硬了，皮下脂肪不断被"充实"。

孕30周（第204~205天）

胎宝宝大脑由于生长迅速，表面开始出现褶皱，这是正常而必需的，这些褶皱叫作沟回。有沟回的大脑要比光滑没有沟回的大脑含有更多的脑细胞，潜能更大。

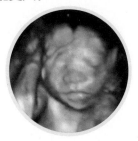

孕30周（第206~207天）

胎宝宝竟然能通过声音来分辨准爸爸和孕妈妈了，因为胎宝宝一直住在孕妈妈的"小房子"中，所以每当听到孕妈妈的声音，都会高兴得手舞足蹈。

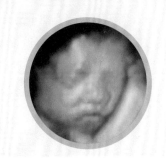

孕30周（第208~210天）

胎宝宝慢慢地把头部转向下方，练习倒立，这是在为分娩做准备。孕妈妈这时候就要做好心理准备了哦，小家伙随时会用小脚使劲地踢蹬孕妈妈。

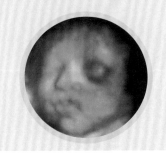

远离孕期抑郁，做个幸福孕妈妈

很多时候，家人甚至医生都会简单地把孕妈妈的沮丧和抑郁归结为一时的情绪失调，其实，这是因为孕期激素水平迅速改变引起的。找到孕妈妈抑郁的原因和根源，采取相应的办法，才能使孕妈妈和胎宝宝快乐地度过这段美好时光。

导致孕期抑郁的原因

怀孕期间体内激素水平显著变化，会引起孕妈妈情绪波动变大。孕妈妈很可能在怀孕 6~10 周时初次经历这些变化，然后在孕中晚期再次体验到这些变化。

激素的变化将使孕妈妈比以往更容易感到焦虑，因此，当孕妈妈开始感觉情绪比以往易发生变化时，应提醒自己这些都是怀孕期间的正常反应，避免为此陷入痛苦和失望的情绪中不能自拔。

还有一些容易导致孕期抑郁的原因，如家族或个人的抑郁史、人际关系方面出现问题等，孕妈妈及家人要引起注意。

孕期孕妈妈情绪低落，感到不开心，胎宝宝也是会感受到的，他也会随之心情低落，因此，孕妈妈需要寻找一些方法让自己远离孕期抑郁。

★ **多交流**：保证每天有足够的时间和准爸爸在一起，并保持亲密的交流。如果身体允许，可以考虑一起外出度假，尽可能营造温馨的家庭环境。

★ **转移注意力**：孕妈妈可以在孕期为胎宝宝准备一些出生后要用的东西，比如衣服、帽子和鞋袜等，看着这些可爱的小物品，想着宝宝出生后的幸福生活，孕妈妈会感觉心情愉快，对缓解孕期抑郁有帮助。

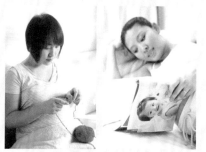

孕妈妈多想一想宝宝出生后的幸福生活吧。

孕期抑郁的症状

如果在一段时间（至少 2 周）内有以下 4 种或以上的症状，则可能已患有孕期抑郁症。如果其中的一两种情况近期特别困扰孕妈妈，则必须引起高度重视。

孕期抑郁的症状（如有此症状请打"√"）

□不能集中注意力　　□睡眠不好　　　　　　　　　　　□对什么都不感兴趣，总是提不起精神

□焦虑　　　　　　　□非常容易疲劳，或有持续的疲劳感　□持续情绪低落，想哭

□极端易怒　　　　　□不停地想吃东西或者毫无食欲　　　□情绪起伏很大，喜怒无常

前置胎盘怎么办

胎盘是胎宝宝与母体之间物质交换的重要器官，是人类妊娠期间由胚胎胚膜和母体子宫内膜联合长成的母子间组织结合器官。胎盘附着的位置异常会导致严重的并发症。

前置胎盘症状

发生前置胎盘的孕妈妈有些并没有症状，有可能是怀孕后期医生在例行 B 超检查时，发现前置胎盘；而更多的是在怀孕 29 周后出现出血的症状，此种出血症状属于无痛性的阴道出血。

怀孕期间，孕妈妈如有不明原因的出血，都应该就医检查确认原因。

前置胎盘的孕妈妈注意事项

避免搬重物。怀孕后期，要多注意生活细节，不宜搬重物或腹部用力。

暂停性行为。如有出血症状或进入孕晚期，就不宜有性行为。发现有前置胎盘情况的孕妈妈，更要避免性行为或压迫腹部的动作。

有出血应立即就诊。有出血症状时，不管血量多少都要立即就诊。如果遇上新的产检医生，也应主动告知有前置胎盘的问题。

注意胎动。每日留意胎动是否正常，如果觉得胎动明显减少，需尽快就医检查。

不要太劳累。孕妈妈应该多休息，避免太过劳累而影响胎宝宝发育。

不可过度运动。过度运动可能引发出血或其他症状，因此不宜进行太激烈的运动。

什么是前置胎盘

胎盘可以合成多种激素、酶和细胞因子等，以维持正常妊娠。前置胎盘可能造成孕晚期出血，孕妈妈要引起重视。

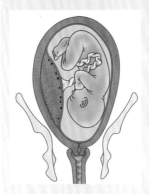

★ 正常胎盘：正常胎盘的位置附着于子宫底部以及子宫前壁、后壁、侧壁。

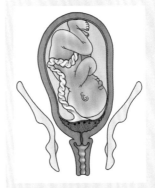

★ 前置胎盘：如果胎盘附着于子宫下段或覆盖在子宫颈内口处，位置低于胎宝宝的先露部，即为前置胎盘。前置胎盘是妊娠晚期出血的主要原因之一，多见于经产妇，尤其是多产妇，所以要引起重视。

有疑惑问医生：

已经诊断出前置胎盘怎么办？

已经诊断出前置胎盘的孕妈妈，要更加留意怀孕时的意外情况，如果有出血、腹痛、阵痛等问题时，都应该立即就医。

脐带绕颈不要过分担心,胎宝宝是一直动的,有可能通过胎动又绕开的,孕妈妈只要注意胎动是否正常即可。

脐带绕颈不要慌

一听说脐带绕颈,孕妈妈都会非常担心,有的孕妈妈甚至会担心自己肚子里的胎宝宝因为太活泼而出现意外情况。事实上,脐带绕颈并没有那么可怕。

脐带绕颈会不会勒坏胎宝宝

如脐带绕颈松弛,不影响脐带血液循环,一般不会危及胎宝宝安全。

如果脐带绕颈过紧使脐血管受压,导致血液循环受阻或胎宝宝颈静脉受压,会使胎宝宝脑组织缺血、缺氧,造成宫内窘迫或新生儿窒息。这种现象多发生于分娩期,如同时伴有脐带过短或相对过短,往往在产程中影响胎先露下降,导致产程延长,加重缺氧,危及胎宝宝生命。为避免这种情况在孕晚期发生,平时孕妈妈一定要数好胎动,有异常随时就诊。

为什么会脐带绕颈

脐带绕颈与脐带长度及胎动有关,如胎宝宝较多地自动回转倒转,就可能导致脐带绕颈。一般来讲,脐带绕颈没什么危险,孕妈妈不必过于担心。

脐带绕颈怎么办

孕妈妈如遇脐带绕颈,要注意以下几方面:

★ 回家要经常数一下胎动,胎动剧烈或胎动过少要及时就医。

★ 通过胎心监测以及 B 超检查等间接方法,判断脐带的情况。

★ 孕妈妈要注意,睡眠尽量采取侧卧位。

★ 不要在分娩时因惧怕发生意外而要求医生实施剖宫产。

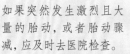
如果突然发生激烈且大量的胎动,或者胎动骤减,应及时去医院检查。

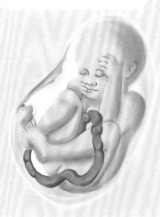

可以通过锻炼来纠正吗

孕妈妈不可想当然地通过锻炼来纠正脐带绕颈,因为这是行不通的。孕妈妈需要做的是数好胎动,有异常及时就诊。

第 31 周（第 211~217 天）

这时孕妈妈会感到呼吸越发困难，喘不上气来。子宫底已经上升到了横膈膜处，吃下食物后也总是觉得胃里不舒服，这时最好少食多餐，以减轻胃部的不适。虽然会感到许多不适，但是孕妈妈别着急，情况会在孕 34 周后有所缓解。

孕妈妈：你的体重增长会很快

现在，孕妈妈的体重大概增长了 8.1 千克，小腹更加突出了。胎宝宝在这段时间生长迅速，孕妈妈会发现自己的体重增长也特别快，接下来的几周内体重还会持续增长。此时，孕妈妈会感到不适，肚子大了，起、卧、翻身都有困难，怎么躺都不舒服，可能会影响睡眠。不妨在睡前请准爸爸帮忙轻柔地按摩头部、背部，帮助肌肉放松，同时多想想就要见面的宝宝！调节一下情绪，这点不适也就没有那么难受了。

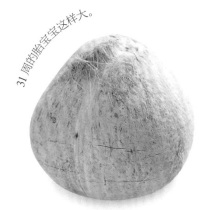

31 周的胎宝宝这样大。

宝宝发育看得见

胎宝宝长约 38.5 厘米，胎重约 1 600 克，有一个椰子那么重了。此时胎宝宝的身长增长速度没之前快了，但是体重还会增长，只是较之前慢了一些。大脑的发育已进入最后阶段，胎教依然重要，多听音乐，多和胎宝宝聊天，可促进其大脑发育。

孕 31 周（第 211~212 天）

胎宝宝骨腔中的骨髓已经能负责生产红细胞了，胎宝宝体内无数的红细胞正在不停地为胎宝宝输送营养，保护他的安全。

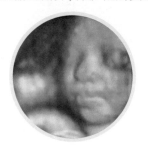

孕 31 周（第 213~214 天）

随着皮下脂肪的堆积，胎宝宝的胎毛正在消退，就像春天来了，积雪会慢慢融化一样。胎宝宝的大脑现在开始复杂化。

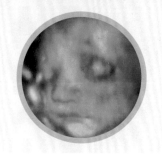

孕 31 周（第 215~217 天）

现在的胎宝宝就像一颗即将成熟的草莓，所以生长的速度不会像之前那样快了，但胎宝宝的骨骼开始硬化。

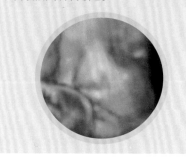

宝宝胎位正常吗

通常，医学上称枕前位为正常胎位，这种胎位进行分娩时一般比较顺利。孕妈妈应做好产前检查，如预先诊断出了胎位不正，应及时到医院治疗。纠正胎位要在医生指导下进行，切不可擅自采取措施纠正胎位。

胎位的触摸方法

孕妈妈摸自己的肚子时，可以通过胎宝宝的胎头位置判断现在的胎位是否正常。胎宝宝的头可以在下腹的中央即耻骨联合的上方摸到，如果在这个部位摸到圆圆的、较硬、有浮球感的就是胎头，这是胎宝宝身上最容易摸到的部位，也是孕期健康的自我检测方法之一。

> 孕 32 周后，胎位就比较固定了，若胎位不正，可遵医嘱尝试纠正。不过如无法纠正，也不要强求，提前至少两周请医生决定安全的分娩方式。

胎位纠正法

侧睡法：对于横位或枕后位可采取此方法。侧卧时还可同时向侧卧方向轻轻抚摸腹壁，每日 2 次，每次 15~20 分钟。当然，不论胎位正或不正，孕晚期的孕妈妈都需要侧睡。

胸膝卧位法：适用于孕 30 周后，胎位仍为臀位或横位者。于饭前或饭后 2 小时，或于早晨起床及晚上睡前做，应该先排空膀胱，松开腰带。双膝稍微分开（与肩同宽）跪在床上，双膝蜷成直角，胸肩贴在床上，头歪向一侧，双手放在头的两侧，形成臀部高、

有疑惑问医生：

能直接按照网上的方法纠正胎位吗？
孕妈妈在纠正胎位前一定要询问医生的建议，切勿擅自进行胎位纠正。

常见胎位类型

枕前位　　　额位　　　颜面位

全足位　　　不全足位　　　完全臀位

头部低的姿势。两者高低差别越大越好，以使胎宝宝头顶到母体横膈处，借重心的改变来纠正胎宝宝的胎位。每日做 2 次，每次 10~15 分钟，1 周后复查。

第 32 周（第218~224天）

现在，胎宝宝继续发育，不断增大的腹部让孕妈妈的重心前移，脊柱的压力也越来越大。由于孕妈妈的腹部肌肉受到拉伸，可能会感到下背痛或臀部及大腿部的肌肉疼痛。此时，越来越笨重的身体会让孕妈妈的行动迟缓，身体各部位的不适感也会让孕妈妈变得慵懒。

孕妈妈：腹部持续增大

本周，孕妈妈的体重增长0.5千克也是正常的，因为现在的胎宝宝生长发育所需的营养增多，孕妈妈的体重也会随之增长。孕妈妈此时的阴道分泌物增多，要特别注意外阴的清洁。本周孕妈妈还会感到骨盆和耻骨联合处酸疼，尿意频繁，这是因为胎宝宝正在逐渐下降到骨盆；同时还会发现手指和脚趾的关节胀痛，腰痛加重，关节和韧带逐渐松弛。这些都是正常的，想想即将诞生的小生命，怎样痛苦的坚持都值得！

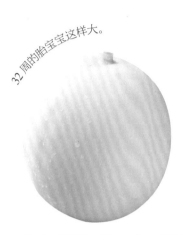

32周的胎宝宝这样大。

宝宝发育看得见

胎宝宝长约40厘米，胎重约1 800克，重量和一个大甜瓜差不多。胎宝宝的皮下脂肪更加丰富，看起来已经是个漂亮的小娃娃了！此时胎宝宝的各个器官继续发育完善，内脏器官正在发育成熟，肺和胃肠已发育完成了！

孕32周（第218~219天）

胎宝宝的视力已经发育得很好，眼睛对光线的亮度也有了较强的反应。

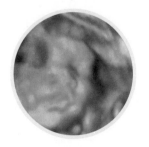

孕32周（第220~221天）

胎宝宝头发开始长长，根据遗传倾向，出生时可能是满头秀发，也可能是几缕发丝贴着头皮。胎宝宝此时在孕妈妈的"小房子"里快活动不开了。

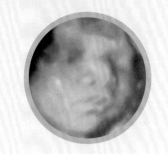

孕32周（第222~224天）

胎宝宝的"小房子"是一个封闭的空间，是一个充满了羊水的"海洋"。

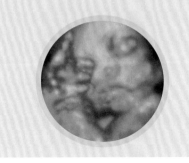

妊娠并发症小心处理

孕晚期，随着胎宝宝成长速度变快，孕妈妈的身体负担也快到了极限，一些妊娠并发症开始出现，并可能影响胎宝宝。遇到下述情况，孕妈妈要谨慎处理。

呼吸急促怎么办

孕晚期，增大的子宫顶到胸膈膜，并压迫到肺，会使孕妈妈呼吸急促，这是正常现象，孕妈妈不用太担心。当胎宝宝胎头降入盆腔后，这种状况就会好转。此时孕妈妈可放松自己，常做深呼吸，平日多出去走走，呼吸一下外面的新鲜空气。

如果孕妈妈呼吸急促，同时还出现了胸痛，或者口唇、手指发紫的情况，应立即去医院检查。

警惕妇科炎症

随着体内孕激素的积累，孕晚期的孕妈妈会发现阴道分泌物增多，此时要注意外阴清洁卫生。如果此时出现瘙痒，白带增多，颜色及性状也发生了变化，并且有异味时，宜尽快去医院就诊，按医生指导进行护理、治疗。

胎宝宝有些缺氧该怎么办

导致胎宝宝缺氧的因素有 3 种，孕妈妈可根据不同原因采取不同措施。

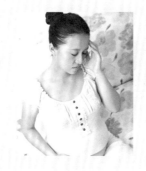

★ 母体因素。孕妈妈有妊娠高血压、重度贫血会导致胎宝宝缺氧，此时根据孕妈妈疾病程度，若能改善，则采取措施改善；若不能，要在医生建议下采取剖宫产。

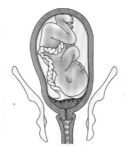

★ 胎盘、脐带因素。脐带绕颈、过长、过短、扭转和胎盘功能低下等会导致胎宝宝缺氧。此时孕妈妈要卧位休息，定时吸氧，并及时监测胎宝宝情况。若发现缺氧情况严重，要及时采取措施，去医院寻求医生帮助。

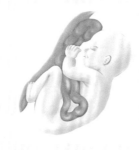

★ 胎儿因素。胎宝宝有严重先天性疾病也可能会出现缺氧状况，预防这种状况的最好方式是定期产检。

有疑惑问医生：

肚皮痒是怎么回事？

因孕激素分泌子宫迅速增大，皮肤延展过快，或者胆汁淤积，孕妈妈可能会出现全身或局部性皮肤瘙痒。如果情况不严重，孕妈妈可以不必理会；若令孕妈妈坐卧难安，宜到医院检查，确定病因。

孕妈妈饮食营养宜忌

孕8月，胎宝宝体重增长快，孕妈妈的营养补充要充足，营养增加总量应为孕前的20%~40%。此时孕妈妈的饮食要合理安排，不能营养不良，也不能营养过剩，以免使体重增长过快，增加顺产难度。

孕8月，胎宝宝增长迅速，孕妈妈的新陈代谢率也达到了孕期的高峰，此时孕妈妈宜补充矿物质，尤其是锌、铁、钙、碘等。如果孕妈妈缺乏这些物质，往往会出现腿抽筋、贫血、易出汗、惊醒等症状。严重缺乏矿物质元素，还会影响孕妈妈和胎宝宝的免疫力，增加胎宝宝患先天性疾病的概率。

孕妈妈要补钙

孕晚期，胎宝宝增长速度加快，骨骼、肌肉发育所需的钙质大大增加，孕妈妈宜补钙，每日摄入钙质应增加到1 500毫克。孕妈妈不仅要多吃一些富含钙的食物，如鸡蛋、虾皮、豆制品、瘦肉等，每天早起、临睡前可再喝1杯牛奶，还可以通过吃钙片来获得所需的钙质。

孕8月饮食有讲究

孕8月，孕妈妈要注意补钙、补铁，预防孕期焦虑、早产等，可从饮食方面入手。

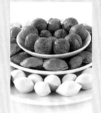

坚果宜适量： 坚果中丰富的油脂不利于消化，每天食用坚果以不超过50克为宜。

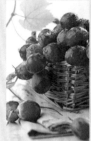

葡萄宜少吃： 葡萄含糖量较高，孕妈妈孕晚期一次吃葡萄不宜超过200克，且最好不要每天都吃。

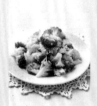

宜多吃西蓝花： 西蓝花含有丰富的膳食纤维，可有效缓解孕妈妈的便秘和痔疮问题，缓解焦虑。

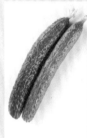

宜吃西红柿、黄瓜： 孕妈妈适当吃一些黄瓜、西红柿，可以起到润肠通便的作用，而且还能够补充维生素C。

烹制西蓝花前，先放入盐水中泡几分钟，可以洗得更干净。

孕妈妈要补铁

孕晚期，胎宝宝除了自身造血需铁元素外，其脾脏也需要贮存一部分铁。因此，孕妈妈一定要注重铁元素的摄入，每日摄入35毫克为宜。

适当增加蛋白质等营养素

孕8月，胎宝宝的肝脏和皮下开始储存糖原和脂肪，孕妈妈对各种营养的需求量都很大。在饮食安排上，孕妈妈在合理摄入碳水化合物和脂肪的基础上，还应以优质蛋白质、矿物质和维生素含量丰富的食物为主。

本月营养食谱推荐

珊瑚白菜

原料： 白菜半棵，香菇4朵，胡萝卜半根，姜丝、葱丝、醋、盐各适量。

做法： ①白菜洗净，切细条，用盐腌透，沥水；香菇泡发，洗净，切丝；胡萝卜洗净，切丝，用盐腌后捞出沥水。②油锅烧热，放入姜丝、葱丝煸香，再放入香菇丝、胡萝卜丝、白菜条煸熟，最后放醋、盐调味即可。

功效： 此菜营养丰富，热量不高，适合孕晚期的孕妈妈食用。

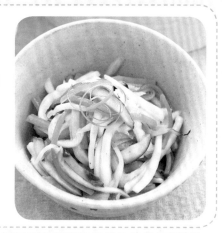

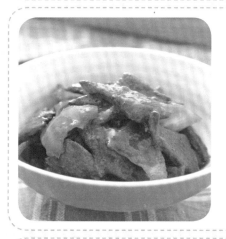

鱼香肝片

原料： 猪肝150克，青椒1个，盐、姜末、蒜末、酱油、白砂糖、米醋、高汤、水淀粉各适量。

做法： ①将青椒洗净切成片；猪肝洗净，切成薄片，用盐、水淀粉浸泡；将白砂糖、酱油、米醋、高汤及剩余的水淀粉调成芡汁备用。②油锅烧热，放入姜末、蒜末、青椒片爆香，加入浸好的猪肝急炒几下，用调好的芡汁勾芡即可。

功效： 此菜可以为孕妈妈补充铁元素，有效预防缺铁性贫血。

豆角小炒肉

原料： 瘦肉100克，豆角200克，姜丝、盐各适量。

做法： ①将瘦肉洗净切丝；豆角斜切成段，放入水中焯烫后捞出，备用。②油锅烧热，煸香姜丝，放入肉丝炒至变色，倒入豆角段，边翻炒边加入适量水。③待水快收干时，放入盐调味即可。

功效： 豆角含丰富的维生素和植物蛋白质，和瘦肉搭配能补充更多的优质蛋白质，可满足胎宝宝体重快速增长的需要。豆角热量低，孕妈妈可以经常食用，不用担心体重会飙升。

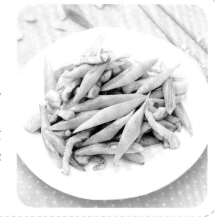

这样做胎教，宝宝更聪明

准爸爸 5 分钟绕口令胎教

小花猫

小花猫爱画画，

先画一朵蜡梅花，

又画一个小喇叭。

带着蜡梅花，

吹着小喇叭，

回家去见妈妈，

妈妈见了笑哈哈。

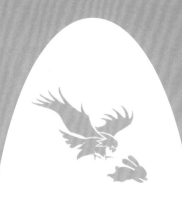

捉兔

一位爷爷他姓顾，

上街打醋又买布。

买了布，打了醋，

回头看见鹰抓兔。

放下布，搁下醋，

上前去追鹰和兔，

飞了鹰，跑了兔。

打翻醋，醋湿布。

白石塔

白石白又滑，

搬来白石搭白塔。

白石塔，白石塔，

白石搭石塔，白塔白石搭。

搭好白石塔，

白塔白又滑。

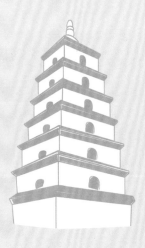

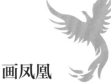

画凤凰

粉红墙上画凤凰，

凤凰画在粉红墙，

红凤凰、黄凤凰，

粉红凤凰、花凤凰。

小黄画 5 只小红凤凰，

小华画 5 只小黄凤凰，

红凤凰加黄凤凰，

共有几只小凤凰？

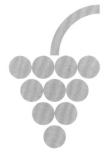

吃葡萄

青葡萄,

紫葡萄,

青葡萄没紫葡萄紫,

吃葡萄不吐葡萄皮,

不吃葡萄倒吐葡萄皮。

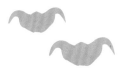

吃菱角

吃菱角,

剥菱壳,

菱角丢在北壁角。

不吃菱角不剥壳,

菱角不丢北壁角。

藤和绳

丝瓜藤,

绕丝绳,

丝绳绕上丝瓜藤。

藤长绳长绳藤绕,

绳长藤伸绳绕藤。

盈林爱银铃

小盈林,

爱银铃,

盈林用劲摇银铃,

银铃声音真动听。

风吹银铃丁零零,

盈林心中喜盈盈,

笑声尽情赛银铃。

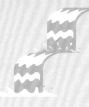

水连天

天连水,

水连天,

水天一色望无边,

蓝蓝的天似绿水,

绿绿的水如蓝天。

到底是天连水,

还是水连天。

白猫与黑猫

庙里有只白猫,

庙外有只黑猫。

庙里白猫骂庙外黑猫是馋猫,

庙外黑猫骂庙里白猫是懒猫。

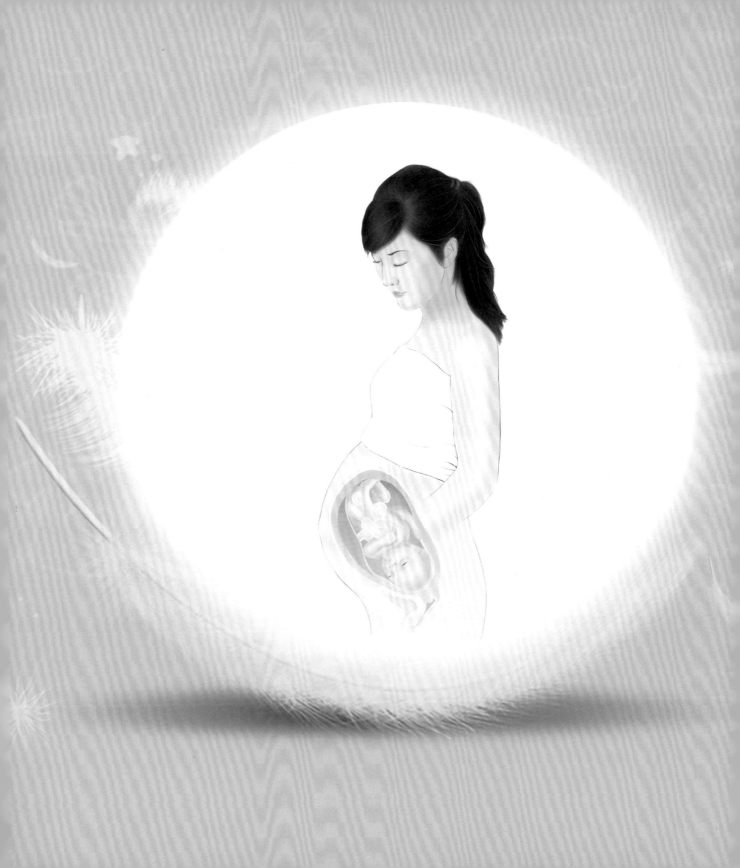

第九章 孕9月

幸福在延续

  还有 1 个多月，我就要和爸爸妈妈见面了，爸爸妈妈有没有很期待呢? 我可是有点着急哦，我的头部在本月末开始降入骨盆，为出生做准备了。爸爸妈妈该准备好迎接我的到来啦! 现在，整个子宫空间已经被我占满了，所以我的活动次数减少了，但每次伸展、活动更富有力量。我会时不时地踢腿、打拳，妈妈的肚子可能会鼓起包包。看到这些，妈妈一定很兴奋吧，别忘了多跟我互动! 这个月，我还会继续长大，妈妈可能连睡觉也会觉得辛苦，为了宝宝，妈妈再坚持一下，我也会很努力的，再过一段时间我们就会见面了。

本月要点提醒

孕 9 月，孕妈妈会感觉身体越来越重，应避免长时间站立。由于子宫壁变薄，孕妈妈常常能看到胎宝宝手脚、肘部在腹部突显的样子。

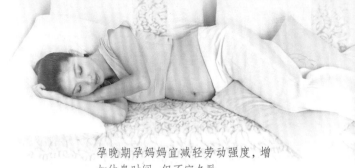

孕晚期孕妈妈宜减轻劳动强度，增加休息时间，但不宜久卧。

饮食与营养

维生素 K： 维生素 K 是促进血液正常凝固及骨骼生长的重要维生素，既可预防孕妈妈生产时出现大出血，也能预防新生宝宝患出血疾病。

不盲目控制饮食： 孕晚期，胎宝宝体重增长非常快，需要充足的营养支持，孕妈妈宜保证充足的营养。

体重管理有方法

不宜过度肥胖： 孕妈妈体重每周增长最好不要超过0.5 千克。

食不过量： 进食过多导致营养过剩，体重超标，不利于顺利分娩。

没必要天天喝浓汤： 过多的高脂食物不仅让孕妈妈身体发胖，也会导致胎宝宝过大，给分娩造成困难。

生活保健

做有助于顺产的运动： 孕 9 月不要躺着养胎，可适当做下肢运动、胸部瑜伽和骨盆运动。

纠正乳头凹陷： 可采用吸奶器、"十字操"、按摩等方法纠正乳头凹陷，如果有早产先兆、先兆流产史或乳房护理时出现频繁的宫缩，应避免做该护理。

孕 9 月，孕妈妈仍要做适当运动，增强孕妈妈腹肌、腰肌和盆底肌的能力，为日后的顺利分娩创造有利条件。

确认入院待产包

准备时间： 怀孕六七个月的时候最适宜，如果孕晚期准备，需要准爸爸帮忙。

放置方法： 将妈妈和宝宝的用品按照衣服、洗漱用品、餐具、证件等类别，分别放置在不同的袋子里，然后再全部放入一个大包。

反复确认： 在孕晚期时多检查几次，一来保证衣物、物品、证件没有遗漏；二来避免临产时手忙脚乱。

孕期不适巧应对

肚子痛： 要判断是先兆临产，还是真正临产。

耻骨痛： 一般属于正常现象，这种疼痛多数会随着分娩后妈妈身体的恢复而消失。

见红： 孕晚期见红是分娩的先兆，多数在见红后 12~48 小时就应该临产。但若见红的血流量超过了月经量则属异常，应及时到医院就诊。

本月产检重点提前知

进入孕9月，孕妈妈的定期检查除了要进行常规检查，如宫高、腹围、血压、尿蛋白、体重等项目外，还要及时监测胎宝宝在宫内的情况。

本月产检项目

★ 心电图：判断孕妈妈心脏能否承受生产压力。

★ 胎心监护：推测出宫内胎宝宝有无缺氧。

★ 听胎心音：随时监测胎宝宝是否有异常。

★ 测量宫高、腹围：估计胎宝宝宫内发育情况。

★ 血压检查：检测孕妈妈是否患有高血压或低血压。

★ 羊膜镜检查：主要用于高危妊娠及出现胎儿窘迫征象或胎盘功能减退的检测。

孕34周是心电图检查的最佳时间。心电图检查有助于了解孕妈妈的心脏功能，避免生产时诱发心脏功能不全。

医生教你看懂心电图检查报告单

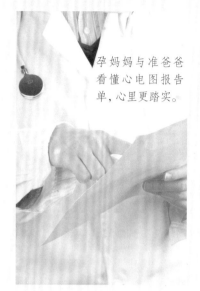

孕妈妈与准爸爸看懂心电图报告单，心里更踏实。

★ 心率：60~100次/分钟为正常；

★ PR间期：0.12~0.20S，说明心房功能好，没有传导阻滞；

★ ST没异常，说明心肌供血正常。

本月产检的注意事项

心电图是心脏兴奋的发生、传播及恢复过程的客观指标。临产前做个心电图是非常有必要的，可以判断心脏能否承受分娩压力。有的孕妈妈本来心脏没有什么问题，但是做心电图的时候一些注意事项未做到位，影响了检查结果，可能会重复做两三次检查，人为地造成紧张情绪。那么，做心电图都需要注意什么呢？

- 不要空腹做心电图，以免出现低血糖，引起心跳加速，影响心电图的检查结果。

- 不要在匆匆忙忙的状态下做心电图，检查前最好先休息一会儿，等平静下来再做检查。

- 检查时既不要紧张，也不要说话，否则会产生干扰现象。

- 做心电图时，要穿一些容易穿脱的衣服，最好别穿连衣裙。

- 如果身上有手表、手机等设备，最好取下来放在一边，以免产生干扰。

第33周（第225~231天）

由于胎头下降，压迫膀胱，孕妈妈现在会感到尿意频繁，可能还会感到骨盆和耻骨联合处酸疼等不适，这些现象标志着胎宝宝在逐渐下降。此时，孕妈妈全身的关节和韧带逐渐松弛，这是在为分娩做身体上的准备。

孕妈妈：各种不适仍在持续，再坚持一下

孕妈妈处在最后的冲刺阶段，心理和生理上都承受着巨大的压力，准爸爸要给予她更多的关心和照顾，诸如帮孕妈妈翻身，给孕妈妈做按摩，这些都会坚定孕妈妈顺产的决心。即使到了孕晚期，孕妈妈也应坚持数胎动。胎动每小时 3~10 次为正常。如果胎动异常，则应及时上医院就诊。

持续的胃灼热感可能会让孕妈妈吃不下东西，还有各种疼痛与不适，都让孕妈妈难受不安。但是，肚子里的胎宝宝此刻正在拼命地吸收营养强壮身体，他自己都在努力成长，孕妈妈是不是心里应该感觉轻松一点了。

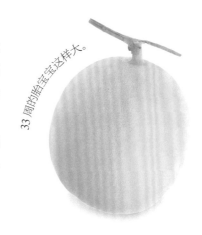

33 周的胎宝宝这样大。

宝宝发育看得见

胎宝宝长约 41.5 厘米，胎重约 2 000 克，和右图中的伊丽莎白瓜差不多重。胎宝宝现在的样子已经和出生时很接近了，不过头骨还很软，每块头骨之间都有空隙，这是为胎宝宝在出生时头部能够顺利通过阴道做准备，胎宝宝身体其他部位的骨骼已经变得很结实。

孕 33 周（第 225~226 天）

胎宝宝的指甲在慢慢地变硬，由最初像柳絮一样的柔软变成现在如绿萝叶一般的柔软中带点筋骨。

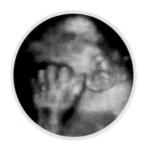

孕 33 周（第 227~228 天）

脐带在胎宝宝的眼里只是一根粗粗的柔软的绳子，有时候他会像小猫玩线团一样拨弄它，有时候也会拉着它打转。

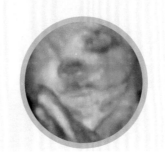

孕 33 周（第 229~231 天）

随着胎宝宝皮下脂肪的累积，皮肤的颜色从暗红色变为透明、半透明的粉红色（即便是出生后肤色较深的胎宝宝，此时他皮肤的颜色也会是粉红的）。

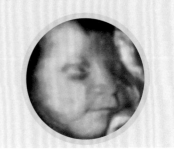

体重管理有方法

孕9月，孕妈妈就要开始为分娩做准备了，除了为自身储备能量，还要满足胎宝宝的营养所需。到本月末，孕妈妈的体重增长速度会达到最高峰，但是孕妈妈的体重仍应当控制在每周增长0.4千克左右，尽量不要增长太快，以免增加分娩时的难度和风险。

食不过量很重要

孕晚期，有些孕妈妈的胃口格外好，阻挡不住的饥饿感总是让她想要吃东西，如果这时候管理体重的心态稍有松懈就可能让体重增长超标。本月孕妈妈的饮食更要做到营养均衡、食不过量、热量不超标，并且坚持适当的运动，这样才能够保证胎宝宝正常发育，同时孕妈妈也不会长胖。

体重大幅度、快速增长很可能使孕妈妈和胎宝宝的健康受到威胁。如果孕妈妈体重每周增长超过0.5千克，要去医院就诊，遵医嘱调整饮食结构，及时检查胎宝宝的情况。

没必要天天喝浓汤

孕晚期不应该天天喝脂肪含量很高的浓汤，如猪蹄汤、鸡汤等，因为过多的高脂食物不仅让孕妈妈身体发胖，也会导致胎宝宝过大，给分娩造成困难。比较适宜孕晚期喝的汤是富含维生素、钙、磷、铁、锌等营养素的清汤，如蔬菜汤、蛋花汤等。

在饮食方面，孕妈妈平时多注意一些小窍门，可以有效减少脂肪的堆积，保证胎宝宝顺利发育的同时自身又不长胖。

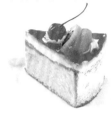

患妊娠糖尿病的孕妈妈应少摄入糖分。

★ 选好摄入糖分时间：孕妈妈最好在早餐和午餐前摄入一些糖分，既能够缓解饥饿，又能够在一日的活动中消耗掉这些热量，不至于导致增胖。

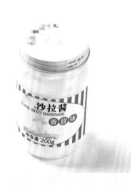

★ 少吃沙拉酱：过多食用沙拉酱很容易让孕妈妈长胖，在孕期的最后时刻，孕妈妈最好不要吃沙拉酱，可以用其他调味品代替，比如酸奶、海鲜汁、油醋汁等。

有疑惑问医生：

孕9月就要躺着养胎吗？

如果孕妈妈没有前置胎盘活动性出血等情况，在做好安全防护的基础上坚持进行舒缓的运动是有助于顺产的。坚持运动不仅有利于孕妈妈控制体重，还能为顺产增强产力，大大减少分娩时间和降低分娩难度。

第 34 周（第 232~238 天）

到了这周，孕妈妈可能会发现脚、脸、手肿得更厉害了，脚踝部更是肿得老高，即便如此，也不要过于限制水分的摄入量，因为自身和胎宝宝都需要水分。另外，由于腹壁变薄，有时在肚皮表面甚至能看到胎宝宝的动作。

孕妈妈：腹部大大的，手脚肿肿的

现在孕妈妈的体重已经增长了大约 9.3 千克了。孕妈妈的肚子比怀孕前大了好多，由于腹部不断增大，腿部负担加重，所以常常会出现痉挛和疼痛，而消化功能将持续减退，因此孕妈妈一定要注意饮食的调整，并且适当运动。

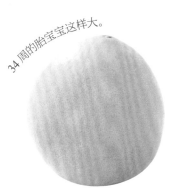

34 周的胎宝宝这样大。

漫长的十月怀胎之旅已经接近尾声，虽然有诸多不适，但一想到不久就要见到宝宝了，孕妈妈身上便充满了力量。本周，胎宝宝逐渐下降进入盆腔，孕妈妈的胃会舒服一些，食量会有所增加。此时，孕妈妈要保证优质蛋白质的供给，鸡肉、鱼肉含丰富的蛋白质，且易于被人体消化吸收，不妨多吃一些。

宝宝发育看得见

胎宝宝长约 43 厘米，重约 2 300 克，和一个柚子差不多重。胎宝宝的免疫系统正在发育，等出生后就能用强壮的体魄抵挡可恶的病菌了。胎宝宝现在可能已经停留在头向下的姿势了，但跟入盆是不一样的，这个姿势要维持·两个星期。

孕 34 周（第 232~233 天）

胎宝宝有时候喜欢和爸爸妈妈玩捉迷藏，当轻拍肚皮时，像睡着了一样安静，可当孕妈妈不注意时，又会突然猛踢孕妈妈。

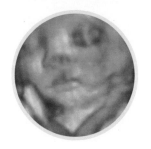

孕 34 周（第 234~235 天）

胎宝宝的眼睛还不能分辨颜色。现在，所有的东西在胎宝宝眼里都是安静的蓝色，像蔚蓝的天空、深蓝的大海。

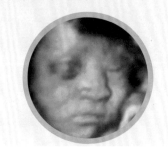

孕 34 周（第 236~238 天）

虽然孕妈妈依然在为胎宝宝提供免疫保护，但坚强的胎宝宝已经开始建立自己的免疫系统了。

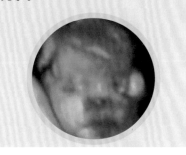

警惕胎膜早破

如果在子宫没有出现规律性收缩的情况下发生了胎膜破裂，也就是胎膜在临产前破裂了，这种情况被称为胎膜早破。

胎膜早破的鉴别方法

发生胎膜早破时，很多孕妈妈会以为是自己小便尿湿了内裤，并不知道是胎膜早破。当孕妈妈不明确自己究竟是胎膜早破，还是尿液流出时，可以试着用锻炼盆底肌肉的方法来控制液体流出，如果液体停止流出，是尿液；如果不能控制，则是羊水。羊水闻起来有一种腥味，而尿液闻起来是有些刺鼻的氨水味。此外，孕妈妈可以在家备一些羊水检测试纸，一旦发现有不明液体，就用试纸来测试。

预防胎膜早破有方法

首先，孕妈妈生活和工作都不宜过于劳累，每天要保持愉快的心情；其次，不要进行剧烈活动，走路要当心以免摔倒；最后，孕期要减少性生活，特别是孕晚期，应禁止性生活。

胎膜早破的处理方法

一旦发生胎膜早破，孕妈妈不要过于慌张，如胎头未入盆应立即平躺下来，不管孕妈妈是否到预产期，有没有子宫收缩，都必须立即赶往医院就诊。需要注意的是，即使胎头未入盆，在赶往医院的途中，也需要采取平躺的姿势。

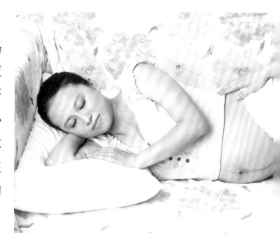

引起胎膜早破的原因

引起胎膜早破的原因主要有以下 5 点：

★ 孕妈妈宫颈口松弛，使胎膜受到刺激。

★ 胎膜发育不良，如存在羊膜绒毛膜炎，造成羊膜腔里压力过大，引起胎膜早破。

★ 胎位不正、骨盆狭窄、头盆不相称、羊水过多、多胎妊娠等，使羊膜腔里压力增大，发生胎膜早破。

★ 孕期剧烈咳嗽、猛然大笑或暴怒以及做重体力活等，都可能使腹腔压力急剧增高，致使胎膜破裂。

★ 生殖道感染是胎膜早破的一个主要原因。

胎膜早破会使胎宝宝失去胎膜的保护，易引发感染，应及时去医院就诊。

有助于顺产的运动[注]

为了更安全、更顺利地迎接宝宝，孕妈妈最好提前练习一些有助于顺产的运动，这对促进分娩、缩短分娩时间、减轻孕妈妈的痛苦是非常有帮助的。

下肢运动

下肢运动能使下肢关节更为灵活，有助于分娩。首先盘腿坐在地上，背部挺直，双手握住脚掌，使两脚脚底靠在一起。大腿外侧下压，数 5 下放松，重复 10 次；其次靠墙坐在矮椅子上，双脚尽量分开，持续约 15 分钟。每天可进行两三次。

骨盆运动

1. 坐在分娩球上，张开双腿。将球向后推，同时身体向前倾，以不压迫腹部为宜。

2. 站立，双腿分开与肩同宽，膝盖自然弯曲，双手放在腰间，一边呼气一边左右运动骨盆，也可以前后运动。

3. 坐在地上，两腿最大限度地张开，双臂分别向左右伸展。整个身体向前倾，然后向后仰。反复几次。

4. 坐在地上，端正身体，一条腿伸直，另一条腿向内弯曲，手自然握住腿，上身慢慢向下弯到最大程度。

注：孕妈妈一定要在专业人士的陪同下做上述运动。

胸部瑜伽

每天坚持做胸部瑜伽，可缓解孕妈妈喘不过气的情况。

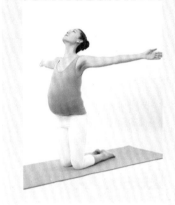

★ 跪坐，保持上身挺立，两臂向两侧平伸，与肩平行。深吸气，同时双臂尽力向后张开，仰头，保持均匀呼吸。

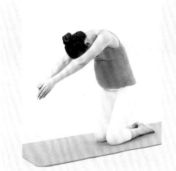

★ 呼气，双臂回到身体两侧，慢慢收拢至胸前，合掌，低头，调整气息，放松胸腔。

有疑惑问医生：

孕妈妈感冒能吃药吗？

很多人以为胎宝宝已经足够大，吃药不会对他有太大影响了。其实这种观点是错误的，此时胎宝宝正处在发育完成的关键时期，所以一定不要随便吃药，必要时一定要去医院就诊，遵医嘱服药。孕妈妈应保持身体温暖，充分休息，避免去人多的地方。

确认入院待产包

宝宝马上就要来了，没有准备待产包的准爸爸孕妈妈一定要抓紧时间，尽快购置；已经准备了待产包的准爸爸孕妈妈也要再次检查一下，以便及时查漏补缺。

待产包什么时候准备

怀孕六七个月的时候，准备待产包是比较合适的，不仅时间充裕，胎宝宝的情况也较为稳定，而且孕妈妈有较好的体力和精力挑选母婴用品。到孕9月，孕妈妈行动不便，也要在准爸爸陪伴下，将待产包准备齐全。

待产包如何放置

准爸爸要将孕妈妈和宝宝的用品按照衣服、洗漱用品、餐具、证件等进行分类，分别放置在不同的袋子里，然后再全部放入一个大包，使用时就不需要大范围翻找了，一旦孕妈妈有临产征兆，拎包就走。

反复确认待产包

有些医院会提供部分母婴用品，所以最好事先向分娩医院了解一下，以免重复。另外，对于孕中期已经准备好待产包的情况，准爸爸在孕晚期时应多检查几次，一来保证衣物、物品、证件没有遗漏，二来避免临产时手忙脚乱，提前熟悉好各种物品所在的位置，以便能更从容地应对临产的局面。

妈妈用品		洗漱用品
	特殊衣物	大号棉内裤3条、哺乳胸罩2件、防溢乳垫、束腹带、产妇垫巾、特殊或加长加大卫生巾、面巾纸、保暖的拖鞋（冬天要带后跟）
	个人餐具及食物	水杯、汤匙、饭盆、吸管，方便食品可准备一些巧克力或饼干，饿了随时吃
	相关证件	户口本或身份证（夫妻双方）、医疗保险卡或生育保险卡、有关病历、住院押金等
	其他用品	吸奶器、手机、照相机、充电器、充电宝等
宝宝用品		洗漱用品
	喂养用品	奶瓶、奶瓶刷、配方奶（小袋即可，以防母乳不足）、小勺
	婴儿护肤	婴儿爽身粉、婴儿护臀霜、婴儿湿巾、最小号纸尿裤或棉质尿布、隔尿垫、婴儿棉签
	贴身衣物	"和尚领"内衣、连体服、护脐带、小袜子、婴儿帽、出院穿着的衣服和抱被（根据季节准备）

第35周（第239~245天）

此时，孕妈妈可能会觉得腹坠腰酸，骨盆后部附近的肌肉和韧带变得麻木，甚至产生一种牵拉式的疼痛。随着月份增加，这种现象可能逐渐加重，并将持续到分娩以后。如果孕妈妈实在难以忍受，可以向医生求助。

孕妈妈：身体酸酸的、疼疼的

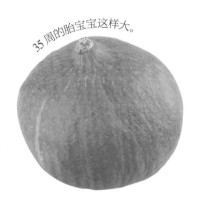
35周的胎宝宝这样大。

孕妈妈现在已经增重了大约9.7千克了，从肚脐量起，子宫底部高度约15厘米，从耻骨联合处量起约35厘米，腹围大约是95厘米。但孕妈妈不能根据腹部大小来判断胎宝宝大小，因为有的孕妈妈腹部脂肪较厚。

本周，孕妈妈会发现自己的子宫壁和腹壁变得很薄，甚至可以看到胎宝宝的手脚了。此时孕妈妈的肚子已经很大了，腰腿疼痛也越来越明显，孕妈妈可以在身体舒适的前提下做些舒缓的运动，这不仅有利于缓解身体的不适，也有助于分娩。

宝宝发育看得见

胎宝宝长约44厘米，胎重约2 500克，和一个南瓜差不多重量。现在的胎宝宝越长越胖，变得圆滚滚的，看起来已经很丰满了，这也使得孕妈妈越来越辛苦。如今，胎宝宝已经完成了大部分的身体发育，在接下来的几周内，小家伙的体重还将继续增长。

孕35周（第239~240天）	孕35周（第241~242天）	孕35周（第243~245天）
根据胎宝宝的大小和在子宫里的姿势，胎位可能会高一点（压迫孕妈妈的肺）或低一点（压迫孕妈妈的骨盆）。	胎宝宝那一枚枚小指甲在不停地长长，现在它们的硬度变得像纸张一样。等出生后，这些小指甲很可能会划伤宝宝，所以孕妈妈应提前准备好安全的婴儿指甲剪。	现在，无论胎宝宝在做什么动作，孕妈妈的肚皮都会突然鼓起一大片。他的小脑袋还在长大，这周胎宝宝的头围又增长了将近1厘米。

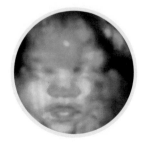
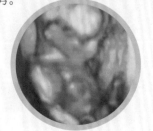
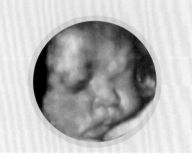

纠正乳头凹陷

乳头凹陷是指孕妈妈的乳头未突出于乳晕的表面，甚至陷下去。乳头凹陷很有可能会影响乳汁的顺畅排出。纠正乳头内陷，应从孕晚期开始，一般在孕8月开始纠正最佳。

"十字操"纠正乳头凹陷

如果孕妈妈发现自己乳头凹陷，可在孕32周后开始做"十字操"进行纠正。方法是将大拇指和食指平行放在乳头两侧，慢慢地将乳头向外拉开，牵拉乳晕皮肤及皮下组织，使乳头向外突出。拉乳头时手法和动作都要轻柔，时间不能太长，每天2次，每次重复10~20次即可。

按摩纠正乳头凹陷

以乳头为中心，双手食指放在乳晕上下，手指轻压乳房，分别向上下推开，然后再推回；再把双手食指放在乳晕两旁，重复之前的动作。按摩前后可以涂抹适量的孕妇专用乳液，保持皮肤滋润。

吸奶器纠正乳头凹陷

乳头凹陷的孕妈妈可以提前准备吸奶器，并按照吸奶器上的说明，用吸盘吸住乳晕，按压

异常乳头不会影响哺乳

大多数孕妈妈的乳头异常情况表现为乳头的大小及形状上的异常，有这种情况的孕妈妈只要经过适当的纠正，以及产后进行正确的哺乳姿势，是不会影响母乳喂养的。

常见的 4 种异常乳头

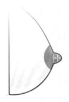

小乳头：乳头直径小于0.5厘米，哺乳时要让宝宝含住整个乳晕，并不影响哺乳。

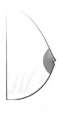

凹陷乳头：乳头凹陷在乳晕中，凹陷乳头可以用手指刺激、牵拉或用吸奶器使乳头突出来。

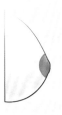

扁平乳头：乳头不突出，乳头长度较短，约在0.5厘米以下。扁平乳头会增加宝宝吸乳的困难。

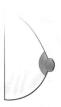

较大乳头：乳头直径在2.5厘米以上，宝宝刚开始吸吮时会感到困难，慢慢地就会适应。

孕妈妈的乳头如果是扁平乳头，也不要慌，孕期只要经常用手指牵拉，外加宝宝出生后经常吸吮是能够纠正扁平乳头的。

手柄，利用负压作用来牵引凹陷的乳头，起到持续按摩的效果。一般持续纠正按摩10分钟，取下吸奶器，再用手指轻轻拉乳头，帮助乳头突出，为以后母乳喂养做准备。

第36周（第246~252天）

现在，孕妈妈每周都需要做1次产前检查了。孕妈妈还会发现胎动幅度小了，这是因为子宫内空间变窄，胎宝宝不能自由活动了。本周，孕妈妈前一阵子的呼吸困难和胃部不适等症状开始缓解，但是随着体重的增长，行动越来越不方便，孕妈妈会感觉腹部沉甸甸的。

孕妈妈：身体的不适症状开始减轻啦

孕妈妈体重的增长已经达到高峰了，肚子变得很大很沉重，甚至连肚脐眼都凸出来了。这周，胎宝宝的胎头开始入盆了，入盆后，宫底会下降，这使孕妈妈的腹部看起来往下坠了一些，行动也变得更加不方便了。

随着小家伙入盆，孕妈妈的内脏会稍稍归位，食欲也会开始好起来，这是不是很值得高兴呢？不过孕期总是有一个又一个的小状况等着孕妈妈去经历，比如耻骨开始感受到压迫而产生疼痛感，经历这一种疼痛的时候，意味着胎宝宝离出生又近了一步，这样想着，是不是觉得痛并快乐着呢？

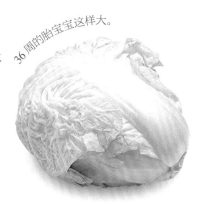

36周的胎宝宝这样大。

宝宝发育看得见

胎宝宝长约45厘米，胎重约2 700克，可能有一棵大白菜重了。胎宝宝的肾脏已发育完全，肝脏也已能够处理一些代谢废物。覆盖胎宝宝全身的绒毛和在羊水中保护胎宝宝皮肤的胎脂正在脱落，头部骨骼还未完全硬化，小脑袋保持着变形的能力。

孕36周（第246~247天）

在胎宝宝发育的完成时期，脂肪累积在胎宝宝皮肤表层下面，不仅有助于胎宝宝保持恒定的体温，还能转化为能量。

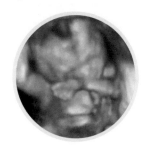

孕36周（第248~249天）

胎宝宝的牙床出现牙脊，乍看好像牙齿要冒出来了。胎宝宝已大到显得孕妈妈子宫内空间变小了，所以孕妈妈会感觉胎动减少。

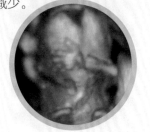

孕36周（第250~252天）

胎宝宝体内脂质在继续累积，这层保护性的脂肪层在胎宝宝出生后可替他保暖。

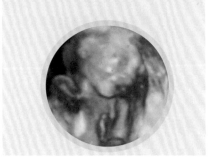

孕期不适小心处理

随着分娩期的临近，孕妈妈生理变化大，宫内环境几近成熟，一些与分娩有关的"意外情况"可能发生，孕妈妈宜做好应对的准备。

孕晚期失眠

孕晚期，孕妈妈的子宫增大；体内激素水平变化；胎宝宝的头下降，压迫膀胱，夜尿频繁；出现频繁的假宫缩等原因都会影响孕妈妈的睡眠质量。孕妈妈一定要放松心情，注意休息，采用左侧卧位的睡眠姿势，也可以在睡觉时适当抬高上半身。

耻骨痛怎么回事

临近分娩，孕妈妈常会感到耻骨痛，这是因为激素分泌发生变化导致骨盆关节的韧带松弛，使耻骨联合之间的缝隙变宽以便胎头通过造成的，是正常现象。

如果孕妈妈耻骨疼痛难忍，不论是坐姿、站立或是卧床都感到困难，走路都迈不开腿，则属于异常情况，应尽早到医院进行检查。

孕晚期，有的孕妈妈会感到子宫收缩，并伴随腹痛，怎样判断是否为临产的征兆呢？

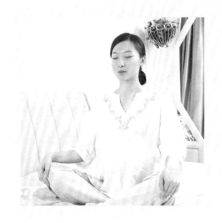

★ 如果在床上休息一会儿后发现疼痛缓解了，肚子也变软了，这种情况是假性临产，孕妈妈不必惊慌。

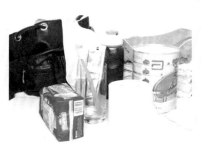

家人需要陪在孕妈妈身边，以便随时应对意外情况。

★ 如果孕妈妈感觉到子宫有规律地收缩，5 分钟左右 1 次，并伴随着肚子发硬的情况，一般是临产征兆。此时孕妈妈应通知家人，拿好待产包去医院。

有疑惑问医生：

临产前只要一见红，就要去医院吗？
孕晚期见红是分娩的先兆，一般在见红后 12~48 小时就应该临产。但如果流出来的血量少且是鲜红的，无宫缩、无破水，孕妈妈就不必急于到医院。若见红，且血流量超过了月经量则属异常，应及时到医院。

孕妈妈饮食营养宜忌

孕9月，胎宝宝迅速增长，大脑发育加速，孕妈妈的新陈代谢也达到了高峰，需要储存更多的营养。现在需要更加全面、平衡的营养供应，才能满足孕妈妈和胎宝宝的营养需求。

别迷信"忌嘴"之说

孕妈妈孕期常会听到老人们有忌嘴禁食的说法，如吃冷饮会让宝宝着冷；吃螃蟹会让宝宝多手多脚；吃驴肉会使宝宝将来的性格倔强，有"驴性"，等等。这些民间流传的说法有些是人们长期生活经验的总结，有些是根据医学而来，但也有部分内容是无稽之谈。孕妈妈别一味相信老人的说法，而要有科学的判断。

不要盲目控制饮食

很多孕妈妈在孕晚期猛然发现体重超标，便临时起意，想通过克制饮食的方法来控制体重，这种做法无论是对孕妈妈健康、胎宝宝的发育，还是日后的分娩都是不好的。孕晚期，胎宝宝体重增加非常快，需要充足的营养支持，孕妈妈宜保证充足的营养。

孕9月饮食有讲究

孕9月，孕妈妈要注意补钙、预防胎膜早破、预防便秘、促进顺产等，因此饮食有讲究。

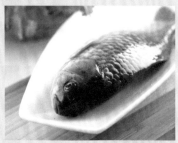

适当多吃鱼：鱼肉富含的 ω−3 脂肪酸可促进胎宝宝大脑发育，也有助于胎宝宝皮下脂肪的累积。

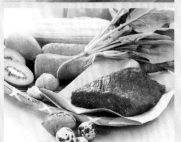

适量吃含铜食物：为预防胎膜早破，孕妈妈可吃些含铜的食物，如动物肝脏、豆类。

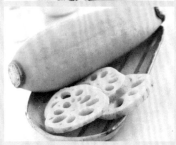

宜吃莲藕：莲藕含有丰富的维生素、蛋白质、铁、钙、磷等营养素，可防止意外早产。

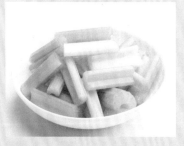

宜吃芹菜：芹菜中富含膳食纤维，可促进孕妈妈肠道蠕动，有效预防便秘。

本月孕妈妈的饮食依然要多样化，营养均衡，适当摄入碳水化合物，还应持续补钙。

腰果彩椒三文鱼粒

原料： 腰果 5 颗，三文鱼 1 块，洋葱 1 个，红椒、黄椒、青椒各半个，酱油、盐、香油各适量。

做法： ①三文鱼洗净，切成方丁，调入酱油拌匀，腌制 10 分钟；洋葱、红椒、黄椒和青椒分别洗净，切成丁。②锅中倒油，七成热时，下入腰果炸香，捞出，留底油放入腌制好的三文鱼丁煸炒均匀，之后加入腰果、洋葱丁、红椒丁、黄椒丁、青椒丁、盐和香油，翻炒至熟即可。

功效： 三文鱼中有丰富的不饱和脂肪酸，能促进胎宝宝的智力和视力发育。

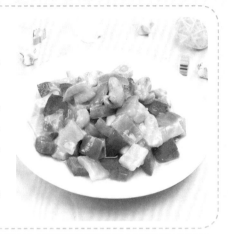

四季豆焖面

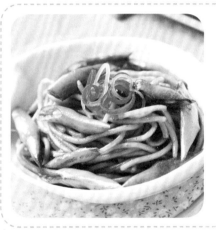

原料： 四季豆 200 克，面条 80 克，酱油、彩椒丝、葱末、姜末、蒜末、盐、香油各适量。

做法： ①四季豆择洗干净，切段。②油锅烧热后炒四季豆段，放入少量酱油、盐、葱末、姜末及水，炖熟四季豆段。③把面条均匀地放在四季豆段表面，盖上锅盖，调至小火焖十几分钟，待收汤后，搅拌均匀，放蒜末、香油、彩椒丝即可。

功效： 四季豆富含蛋白质、钙、铁、叶酸及膳食纤维等，而且四季豆可以促进脂肪代谢，对控制体重有一定效果。

香豉牛肉片

原料： 牛肉 200 克，芹菜 100 克，胡萝卜半根，蛋清 1 个，姜末、盐、豆豉、淀粉、高汤各适量。

做法： ①牛肉洗净，切片，加盐、蛋清、淀粉拌匀；芹菜洗净，切段；胡萝卜洗净，切片。②油锅烧热，下牛肉片滑散至熟，捞出。③油锅烧热，放豆豉、姜末略煸，倒入芹菜段、胡萝卜片翻炒，放入高汤和牛肉片炒至熟透。

功效： 富含蛋白质的牛肉与热量较低的芹菜、胡萝卜搭配，营养不增重，而且对孕妈妈补铁特别适宜。

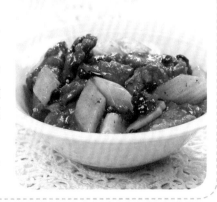

这样做胎教，宝宝更聪明

语言胎教
——诗歌《寻梦者》

梦会开出花来的，
梦会开出娇妍的花朵来的：
去求无价的珍宝吧。
在青色的大海里，
在青色的大海的底里，
深藏着金色的贝一枚。
你去攀九年的冰山吧，
你去航九年的瀚海吧，
然后你逢到那金色的贝。
它有天上的云雨声，
它有海上的风涛声，
它会使你的心沉醉，
把它在海水中养九年，

把它在天水中养九年，
然后，它在一个暗夜里开绽了。
当你鬓发斑斑了的时候，
当你眼睛朦胧了的时候，
金色的贝吐出桃色的珠。
把桃色的珠放在你怀里，
把桃色的珠放在你枕边，
于是一个梦静静地升上来了。
你的梦开出花来了，
你的梦开出娇妍的花来了，
在你已衰老了的时候。

——戴望舒

语言胎教
——《孩童之道》

只要孩子愿意，他此刻便可飞上天去。他所以不离开我们，并不是没有缘故。

他爱把他的头倚在妈妈的胸间，他即使是一刻不见她，也是不行的。

孩子知道各种各样的聪明话，虽然世间的人很少懂得这些话的意义。

他所以不想说，并不是没有缘故。

他所要做的一件事，就是要学习从妈妈的嘴唇里说出来的话。

那就是他所以看来这样天真的缘故。

孩子有成堆的黄金与珠子，但他到这个世界上来，却像一个乞丐。

他所以这样假装了来，并不是没有缘故。

这个可爱的小小的裸着身体的乞丐，所以假装着完全无助的样子，

便是想要乞求妈妈的爱的财富。

孩子在纤小的新月的世界里，是一切束缚都没有的。

他所以放弃了他的自由，并不是没有缘故。

他知道有无穷的快乐藏在妈妈的心的小小一隅里，

被妈妈亲爱的手臂所拥抱，其甜美远胜过自由。

孩子永不知道如何哭泣。他所住的是完全的乐土。

他所以要流泪，并不是没有缘故。

虽然他用了可爱的脸儿上的微笑，引逗得他妈妈的热切的心向着他，

然而他的因为细故而发的小小的哭声，

却编成了怜与爱的双重约束的带子。

———泰戈尔

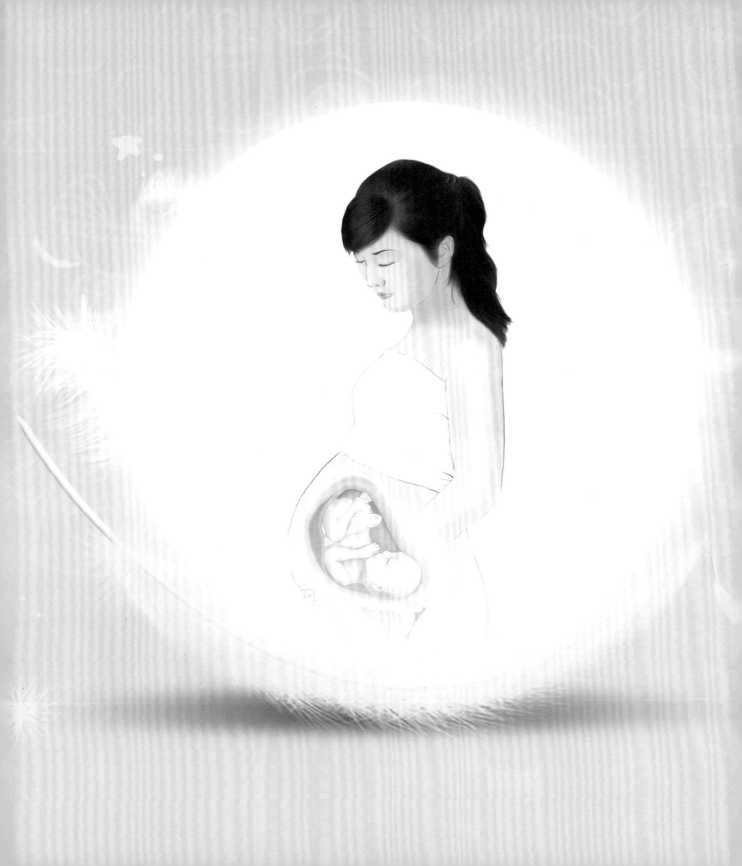

第十章 孕 10 月

终于见到妈妈了

这个月，我已经足月了，随时可能来到这个世界哦，我已经做好了随时"搬家"的准备了。在妈妈的肚子里待了 9 个多月了，听着爸爸妈妈的声音，很期待与你们见面呢。此时，妈妈的心情一定很复杂，既有期待，又有对分娩的恐惧不安吧。妈妈不要太紧张哦，我会跟你一起努力的。

妈妈仍然要保持规律的饮食，因为我还需要营养储备呢，这是顺利分娩的有力保证。我终于要见到妈妈了，爸爸妈妈快看看待产包等都准备好了吗？

本月要点提醒

本月孕妈妈感觉下腹更加沉重，行动也费力，还有可能出现规律的子宫收缩，出现临产前的一些预兆。

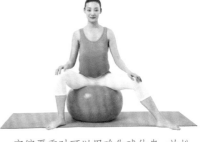

官缩严重时可以用瑜伽球休息、放松。

饮食与营养

维生素 B$_1$：有助于维持孕妈妈与胎宝宝神经组织、肌肉、心脏活动的正常。

待产期间适当进食：待产期间饮食不仅要富有营养，还要做到易消化，但注意不宜过量补充营养。

孕 10 月，新妈妈要注意劳逸结合，不要卧床完全不动，也不要过量活动。

分娩方式，适合自己最重要

无痛分娩可减轻疼痛：如果有产前出血、严重低血压、腰部感染、患有脊柱畸形或神经系统疾病等，或胎宝宝发生宫内缺氧情况的，均不适宜采用硬膜外麻醉。

导乐，让分娩更轻松：导乐可以在整个产程中对产妇进行产程步骤的解释和引导，帮助产妇平稳情绪，从而减轻她的恐慌情绪。

体重管理有方法

为分娩储备能量不等于可以暴饮暴食：为了能够顺利分娩，本月体重控制在每周增长约 0.4 千克为宜。

助顺产又控制体重的运动：临产前，散步和深蹲在控制体重和助顺产方面效果不错。

孕期不适巧应对

胎头骨盆不对称：若出现这种情况，医生多建议采用剖宫产。

胎儿窘迫：医生会建议孕妈妈立即采取剖宫产手术。

胎盘早剥：孕妈妈要立即告诉医生自己的症状，如确诊为胎盘早期剥离，须立即为孕妈妈实施剖宫产手术。

分娩时配合医生

第 1 产程：思想放松，精神愉快；注意休息，适当活动；采取最舒适体位；勤排小便。

第 2 产程：宫口开全后，孕妈妈要注意随着宫缩用力；宫缩间隙，要休息、放松，喝点水，准备下次用力。

第 3 产程：应保持平静呼吸，自然娩出胎盘。

本月产检重点提前知

进入孕 10 月，产前检查时间为每周一次，产检项目除了体重、血压、验尿、验血、测量宫高和腹围等常规检查外，还需要进行分娩前的一系列检查。

本月产检项目

★ 胎心监护：推测出宫内胎宝宝有无缺氧。

★ 胎位检查：确定孕妈妈适合自然分娩还是剖宫产。

★ 手摸宫缩：宫缩的频度和强度是指导医生进行相应处理的依据。

★ B 超检查：本次 B 超将为确定生产方式提供可靠的依据。

★ 测量宫高、腹围：本月测量宫高和腹围可判断胎宝宝大小。

★ 血压检查：检测孕妈妈是否患有高血压或低血压。

本月产检的注意事项

很多孕妈妈做胎心监护时都不是一次通过的，但大多数的时候胎宝宝并没有异常，只是睡着了而已。孕妈妈可以轻轻摇晃你的腹部或者抚摸腹部，把胎宝宝唤醒。检查时，孕妈妈最好选择舒服的姿势进行胎心监护，避免平躺仰卧位。

医生教你胎心监护和检查胎位

★ **胎位检查**：临近分娩，胎宝宝应是头部朝下、脸部朝向孕妈妈脊柱、背部朝外的方向。若胎位不正，医生会建议孕妈妈采取剖宫产。

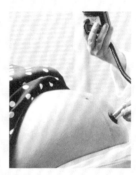

★ **胎心监护**：胎心监护仪上主要有两条线，上面一条是胎心率，正常情况下为 110~160 次 / 分钟，一般来说，表现为一条波形曲线，出现胎动时心率会上升，出现两条向上突起的曲线。胎动计数 3~10 次 / 小时为正常，如果胎动计数 >10 次 / 小时或 <3 次 / 小时提示胎宝宝缺氧。下面一条线表示宫内压力，孕妈妈在宫缩时会增高，随后会保持在 20 mmHg 左右。

有疑惑问医生：

妊娠高血压早期会有症状吗？

如果孕中期孕妈妈有轻度头晕或水肿症状，可先检测血压。若孕晚期出现头痛、眼花、恶心呕吐、蛋白尿增多、水肿明显时，很可能是妊娠高血压，此时宜去医院就诊。

第37周（第253~259天）

现在孕妈妈会感觉下腹部的压力越来越大，突出的肚子逐渐下坠，这就是通常所说的胎宝宝入盆，即胎头降入骨盆，这是在为分娩做准备。子宫底的位置逐渐下降，这时孕妈妈会觉得肺部和胃部变得松快一些，呼吸和进食也比前一段时间舒畅了，食欲因此也有所好转。

孕妈妈：注意甄别真假宫缩

现在孕妈妈看起来非常笨拙，行动日益艰难。此时，孕妈妈的乳腺明显扩张，子宫颈、阴道壁变软，骨盆关节、韧带也已经为分娩做好了准备。孕妈妈会经常发生没有规律的假宫缩，但是与临产前的真宫缩不一样，要注意甄别，避免慌乱。

37周的胎宝宝这样大。

宝宝发育看得见

本周，胎宝宝长约46厘米，胎重约3 000克，大概如网纹瓜那么重。胎宝宝的肺和其他呼吸器官都已经发育成熟。体内的脂肪增加了约8%，到出生时约15%。很多胎宝宝的头发已经长出来了，又黑又多，有1~3厘米长，但是也有的胎宝宝头发有些发黄。

孕37周（第253~254天）

胎宝宝看起来又圆又结实，皮下脂肪增多。随着这些脂肪的不断堆积，胎宝宝的手肘和膝盖开始内凹，这有助于胎宝宝做各种灵活的动作。

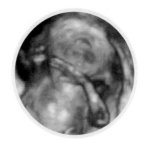

孕37周（第255~256天）

现在胎宝宝对光线变得更加敏感，像向日葵一样总是朝着太阳，胎宝宝也喜欢面朝比较明亮的方向。

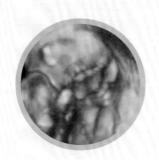

孕37周（第257~259天）

胎宝宝的肠内积聚胎粪，胎粪是由肠黏膜脱落的上皮细胞以及胎宝宝的肝、胰腺和胆囊产生的废物所组成的，胎粪会在胎宝宝出生后排泄。

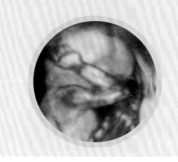

体重管理，站好最后一班岗

孕妈妈马上就要跟宝宝见面了，此时孕妈妈需要站好最后一班岗。为了胎宝宝的健康和自身顺利分娩，孕妈妈还是需要关注自身体重的变化，坚持用合理的饮食来保证营养，保证体重不超标。

为分娩储备能量不等于可以暴饮暴食

分娩时需要消耗很多能量，有些孕妈妈想要为分娩做好体能准备，于是就暴饮暴食，这样会使胎宝宝过大，容易在分娩时造成难产或导致产伤。孕妈妈产前可以吃一些少而精的食物，如鸡蛋、牛奶、瘦肉、鱼、虾和豆制品等，以及低脂肪、高蛋白质食物，如鸡肉、鸭肉、鱼等，补体力又不长胖。如果孕妈妈体重超标，饮食尽量以低脂和低热量的蔬菜和谷类食物为主，低脂、高蛋白的食物为辅。

> 为了能够顺利分娩，本月孕妈妈体重控制在每周增长约 0.4 千克为宜，每周增长依然不要超过 0.5 千克。

别用大量摄入膳食纤维控制体重

到了即将分娩的孕 10 月，孕妈妈最好不要大量摄入膳食纤维来控制体重，因为这一时期胎宝宝已经长得很大了，胃肠被挤压，孕妈妈已经感觉不适，如果再大量食用富含膳食纤维的食物，容易消化不良。

分娩前体重可能会减轻

分娩前，有的孕妈妈体重会减轻，如果胎动无异常、胎宝宝发育正常，孕妈妈不必太担心，可能和休息与饮食有关。

助顺产又控制体重的运动

孕晚期的孕妈妈比较关心的问题就是如何控制体重和助顺产，以下这两种运动都比较有益。

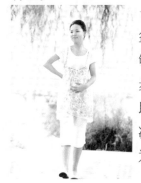

★ 散步：散步可以锻炼骨盆肌肉，使其更有弹性，能够增强产力，而且饭后散步能消耗掉多余热量，有助于控制体重。临产前每次散步时间以 20 分钟左右为宜。

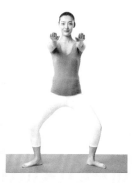

★ 深蹲：深蹲可以锻炼腿部肌肉，能增强子宫将胎宝宝推出的力量；宫缩时做深蹲还有助于减轻疼痛。深蹲对于控制体重有不错的效果，可以防止脂肪在腿部堆积。但深蹲的速度要慢，力度要轻柔，如有不适应立即停止运动。深蹲时，膝盖不要超过脚尖。

有疑惑问医生：

剖宫产妈妈手术前饮食要注意什么？
如果孕妈妈有计划实施剖宫产手术，在前一天，晚餐要清淡，晚上 12 点以后不要吃东西；手术前 6~8 小时不要喝水，以免麻醉后呕吐，引起误吸。

第38周 (第260~266天)

由于胎宝宝不断下降，压迫膀胱，使得尿频的症状再次加重。此时大多数孕妈妈会经历几次假宫缩，持续时间短且不恒定，间歇时间长且不规律，稍微活动一下疼痛的感觉就会消失，宫缩强度也不会随时间增加。

孕妈妈：心态放松，平和助生产

离分娩的日子越来越近了，现在孕妈妈的体重大约增长了 10.9 千克，宫高在 30.5~38.5 厘米，腹围在 89~100 厘米。在孕晚期，孕妈妈的手脚看起来会非常肿胀，这些都是正常的情况，在分娩后会消失的。现在的孕妈妈应积极调整好心态，迎接分娩时刻的到来。此时，孕妈妈可以适当地了解一些关于分娩的知识和需要注意的要点，选择适合自己的分娩方式，做好准备工作。

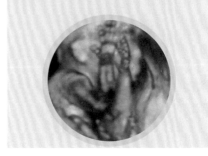

38 周的胎宝宝这样大。

宝宝发育看得见

胎宝宝长约 47.5 厘米，胎重达到 3 100 克左右，重量已经能和一个冬瓜媲美了。身上覆盖着的一层细细的绒毛和大部分白色的胎脂逐渐脱落，皮肤皱纹逐渐消失。这些分泌物会被胎宝宝随着羊水一起吞进肚子里，在肠道中渐渐变成黑色，出生后排出体外，这就是胎粪。

孕 38 周(第 260~261 天)	孕 38 周(第 262~263 天)	孕 38 周(第 264~266 天)
胎宝宝肠内的胎粪会在出生后很快排泄掉，但如果分娩过程太久，有时会在出生前排泄。后一种情况下，往往提示胎宝宝缺氧，此时应帮助胎宝宝及早娩出，以免引起不可逆的损伤。	胎宝宝的头围和臀围基本相等。为了迎接宝宝的到来，孕妈妈可以趁着这个时间多检查一下宝宝出生后要用的小衣服、小物品，如果有遗漏的可以马上补充。	胎宝宝已经发育得很成熟，随时有可能和妈妈见面，孕妈妈要密切关注胎宝宝和自己的身体状况，一旦有临产症状要及时入院。

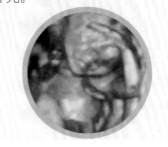

临产前需要了解的常识

看着预产期一天天临近，没有经历过生产的孕妈妈难免心里紧张。别担心，分娩也是有技巧的，提前了解一些临产前的常识，可以让分娩事半功倍。

别忽视过期妊娠

如果孕妈妈之前的月经规律正常，而妊娠期达到或超过 42 周还未分娩，则属于过期妊娠。如果不及时处理或处理不当，则可能导致孕妈妈难产、大出血，威胁孕妈妈的生命。过期妊娠时，孕妈妈的胎盘功能可能老化，不能很好地为胎宝宝提供氧气和营养，而造成胎宝宝宫内窘迫，对胎宝宝十分不利。

远离那些夸张的分娩信息

孕妈妈在学习孕产知识时，尽量避免看那些过于夸张的分娩画面和节目，尽量避免点击具有明显"噱头"形式的分娩视频，也请告诉周围的亲朋好友，不要讲那些负面的消息和故事。其实，分娩是女性天生就具有的能力，是女性成长过程中一件很自然的事，孕妈妈抱着"船到桥头自然直"的想法就可以，身体的本能会带领孕妈妈度过这段时期。

许多没生产过的孕妈妈都不太了解真假临产的区别，一有宫缩迹象就以为要生了，结果一到医院才知道是假临产。

★ 真临产：宫缩有规律；宫缩逐渐增强；当行走或休息时，宫缩不缓和；宫缩可伴随见红，宫颈口逐渐扩张。

★ 假临产：宫缩无规律，宫缩强度不随时间而增强，宫缩随活动或体位的改变而减轻；可伴见红，也可不伴见红；宫颈口无明显改变。

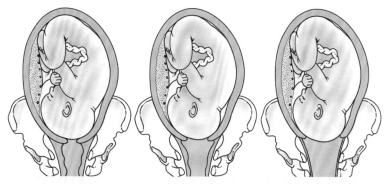

真正的临产因胎先露下降、入盆衔接使宫底降低，孕妈妈自觉上腹会比较舒服。

有 3%~4% 的胎宝宝胎位是"头朝上，屁股朝下"，属于胎位不正中的臀位。这种情况易造成难产，孕妈妈需要比预产期提早 2 周决定分娩方式。

有疑惑问医生：

过期妊娠应该怎么办？

如果被诊断为过期妊娠，孕妈妈一定要遵照医嘱到医院做 B 超检查或胎心监护，并遵医嘱选择使用催产素缩短自然分娩的过程，或及时采取剖宫产。

分娩方式，适合自己最重要

现在大部分医院都提倡自然分娩，也就是顺产。但是有的孕妈妈可能因为产道或骨盆异常、胎宝宝过大等诸多原因而只能选择其他分娩方式。其实，适合自己的分娩方式才是最重要的。

无痛分娩可减轻疼痛

无痛分娩其实是镇痛分娩，是在孕妈妈腰部的硬膜外腔注入一些镇痛药和麻醉药以减轻分娩疼痛的手段。但如果有产前出血、严重低血压、腰部感染、患有脊柱畸形或神经系统疾病等，或胎宝宝发生宫内缺氧情况的，均不适宜采用硬膜外麻醉。

导乐，让分娩更轻松

导乐，是指一个有生育经验的女性给予产妇生理、心理及感情上的帮助，并且陪伴产妇分娩。一般分为三个阶段：待产期、分娩期、产后观察期。导乐可以在整个产程中对产妇进行产程步骤的解释和引导，并协助指导产妇和家属参与到分娩过程中，有条不紊地期待宝宝的降生，帮助产妇平稳情绪，从而减少她的恐慌情绪。

什么情况需要剖宫产

当胎宝宝出现窘迫、过大，以及孕妈妈出现骨盆过小、胎位不正、子痫前期血压无法控制、子宫收缩程度薄弱、子宫颈扩张不足、完全性和部分性前置胎盘、中重度胎盘早剥，糖尿病、妊娠期糖尿病、肾脏疾病等病情无法控制时均需要剖宫产。

剖宫产过程图

一般情况下，剖宫产需要经过 4 个过程。

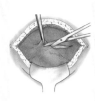 对腹部进行消毒、麻醉后切开腹壁和肌肉。

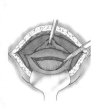 牵拉膀胱，切开子宫下部。

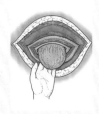 取出宝宝和胎盘。

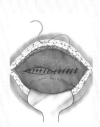 逐层缝合。

在不能顺产的情况下，孕妈妈要听从医生的建议选择剖宫产。现代医学很发达，剖宫产也能保证新妈妈和宝宝的健康。

自然分娩：避免会阴侧切小妙方

孕妈妈选择自然分娩时，可能需要会阴侧切。会阴侧切是为了让宝宝尽快降生、避免胎宝宝出现危险的手段，也可防止孕妈妈会阴撕裂、保护盆底肌肉。

饮食 + 运动，避免会阴侧切

怀孕期间只要稍加控制饮食、避免胎宝宝过大，并养成运动的好习惯，不但可以使产程较为顺利，也可以降低会阴侧切的概率。孕中期要开始少吃甜食，并增加蛋白质的摄取，可减缓体重增长的速度，避免胎宝宝过大。

另外，多散步、适当做孕期瑜伽、练习拉梅兹呼吸法等，都可以加强肌肉力量，帮助生产。

准爸爸要多陪陪孕妈妈，晚饭后可以在附近公园里散散步，增加运动量，帮助生产。

以下症状要做会阴侧切

初产妇头位分娩时会阴较紧。组织硬韧或发育不良、水肿或遇急产时会阴未能充分扩张，估计胎头娩出时将发生 II 度以上裂伤者。

★ 经产妇曾做过会阴切开缝合，或修补后瘢痕大，影响会阴扩展者。

★ 产钳助产，胎头吸引器助产或初产臀位经阴道分娩者。

★ 早产、胎宝宝宫内发育迟缓或胎宝宝宫内窘迫需减轻胎头受压并尽早娩出者。

防止会阴侧切的一项重要措施就是防止胎宝宝过大，新生儿的体重控制在合适范围内才有利于顺产。

★ 新生儿的正常体重一般在 2 900~3 300 克，男孩比女孩略重。

★ 体重大于 4 000 克被称为巨大儿，属于病理性体重，容易发生产后低血糖等多种并发症，成人后继发肥胖、高血压、心脏病、糖尿病。所以，胎宝宝并不是越重越好。

有疑惑问医生：

自然分娩的孕妈妈待产期间怎样科学进食？

第一产程，宜吃半流质食物，如粥、挂面等，或蛋糕、面包等比较方便食用的食物，孕妈妈可依个人喜好选择；第二产程，宜吃流质食物，如在宫缩间歇期摄入一些果汁、藕粉，也可吃一些巧克力等。

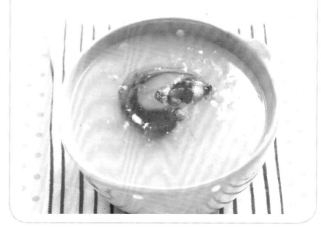

第 39 周 (第 267~273 天)

孕妈妈此时的身体已经做好了分娩的准备，子宫颈缩短、变软，颜色透明或发白、有黏性的阴道分泌物增多。一旦阴道出现茶色或红色分泌物，这就意味着孕妈妈将要进入临产阶段了。此时，孕妈妈要放松心情，为迎接宝宝做最后的准备。

孕妈妈：为入院做准备吧

怀孕 39 周，孕妈妈体重大约增长了 11.3 千克，此时的子宫已经充满了骨盆和腹部的大部分空间，肚子看起来更大了，行动将更加不便。这段时间建议孕妈妈每天适当运动，这将有助于顺利分娩。准爸爸最好在这周内将入院前的一切都准备好，比如孕妈妈入院的衣物、卫生用品、产前检查记录等。另外，孕妈妈临产前怎样去医院，以及去医院的路线，准爸爸也要提前规划好。

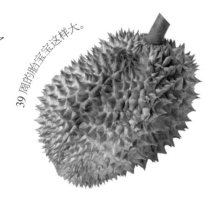

39 周的胎宝宝这样大。

宝宝发育看得见

本周，胎宝宝身长达 49 厘米左右，胎重达到 3 300 克左右，和一个榴莲等重。胎宝宝现在还在继续长肉，这些脂肪储备将会有助于出生后的体温调节。随着生活水平的提高，现在宝宝出生时的体重一般不会过轻，但通常情况下，男宝宝出生时的体重比女宝宝重一些。

孕 39 周(第 267~268 天)

胎宝宝肺部表面活化剂的产量开始增加，这种活化剂使肺泡张开，这是胎宝宝在为出生后呼吸空气做最后的准备。

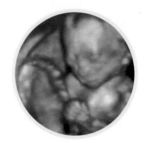

孕 39 周(第 269~270 天)

胎宝宝的胎毛正在消失，而在胎宝宝的肩部、前额和颈部会留有少许胎毛。新生儿出生两三周内泪腺都没有功能，第一声的啼哭通常没有眼泪。

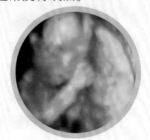

孕 39 周(第 271~273 天)

到宝宝出生时为止，脐带每天都能输送 300 毫升的液体。这阶段，脐带正在努力完成着它最后的使命，为胎宝宝源源不断地输送营养。

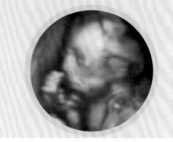

分娩时如何配合医生

孕妈妈分娩时积极和医生配合,不仅能保障母婴平安,还能缩短分娩时间。与其到了临产时再开始学习如何配合医生,不如现在就好好准备一番吧。

第一产程的配合

第一产程是从临产到子宫颈口开全(10厘米)的这段时间。阵痛开始标志正式临产,宫口开到3厘米之前称潜伏期。这段时期宫口扩张速度缓慢,一般要8小时,最长不超过16小时。开3厘米之后进入活跃期,宫口以每次2~3厘米的速度缓缓张开,最后开到10厘米,能使宝宝头部通过为止。在此阶段,宫口未开全,过早用力反而会使宫颈口肿胀、发紧,不易张开。此时孕妈妈应做到以下几点:

★ 思想放松:做深、慢、均匀的腹式呼吸,即每次宫缩时深吸气,同时鼓高腹部,呼气时缓缓下降。

★ 注意休息:利用宫缩间隙休息,保持体力,切忌因烦躁不安而消耗精力。

★ 采取最佳体位:只要感觉能减轻阵痛,就是最佳体位。

★ 勤排小便:膨胀的膀胱有碍胎先露下降和子宫收缩,应在保证充足水分摄入的前提下,每2~4小时主动排尿1次。

第二产程的配合

第二产程时间最短,为子宫颈口开全到宝宝娩出。宫口开全后,孕妈妈要注意随着宫缩用力。宫缩时,两手紧握床旁把手,先吸一口气憋住,接着向下用力。宫缩间隙,要休息、放松、喝点水,准备下次用力。当胎头即将娩出时,要密切配合接生人员短促地呼吸,不要再向腹部用力了,以避免造成会阴严重撕裂。

第三产程的配合

第三产程是从宝宝出生到胎盘娩出的时间。宝宝娩出后,宫缩会有短暂停歇,大约相隔10分钟,又会出现宫缩以排出胎盘。这个过程通常需要5~15分钟,一般不会超过30分钟。宝宝娩出后,应保持短促呼吸,在医生的帮助下自然娩出胎盘。如果胎宝宝生出后30分钟胎盘仍不排出,则需用手取出胎盘。此阶段不会特别疼痛,往往一次宫缩胎盘就娩出了。

宝宝娩出进程图

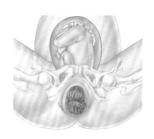

看到胎头

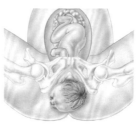

胎头娩出

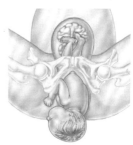

全身娩出

第40周（第274~280天）

有些孕妈妈可能会提前生产，临近生产时，子宫颈部变得更加柔软，如果腹部一天有好几次发紧的感觉，当这种感觉转为有规律的下坠痛、腰部酸痛（通常为六七分钟1次）时，两三个小时后就应该去医院待产了。

孕妈妈：做好待产准备

现在孕妈妈一定是怀着紧张又激动的心情在等待宝宝的降临，请保持淡定和愉悦的心情。也许在本周的某一天，当孕妈妈感觉到腹部一阵阵、持续的疼痛，而且越来越剧烈、越来越集中时，可能就是即将分娩的征兆。一旦阵痛间隔小于10分钟，应立即入院，做好待产准备。没有生产之前，孕妈妈仍要让医生做胎心监护、B超检查，了解胎宝宝在子宫内的状况，为宝宝的顺利降生做好充分准备。宝宝在预产期前后2周内出生都是正常的，但如果推迟1周后仍没有临产迹象，孕妈妈就要去医院，让医生确认预产期是否正确，必要时可催产，否则胎宝宝"过熟"也会有危险。

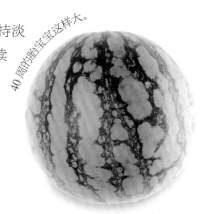

40周的胎宝宝这样大。

宝宝发育看得见

本周，胎宝宝长约50厘米，胎重达到3 500克左右，已经和一个西瓜同等重量了。孕40周是胎宝宝降生的时候，胎宝宝内脏和神经系统已经发育健全，手脚肌肉发达，富有活力，脑细胞的发育基本定型。

孕40周（第274~275天）	孕40周（第276~277天）	孕40周（第278~280天）
胎宝宝的头颅骨还没有完全固化，头颅骨是由五大块分开的骨盘组成的，出生时骨盘会被挤压在一起。	宝宝的第一次呼吸最费劲，所花的力气是正常呼吸的5倍，因为吸入的空气要把成千上万个还没有充气的细小的肺泡扩大。	到了预产期，意味着出生前所有的生长发育已经完成，胎宝宝已经为你们的第一次相见做好了准备。

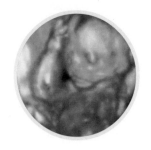 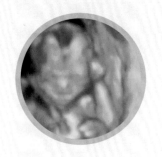 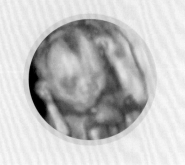

临产前要知道的事

大多数胎宝宝都会在这个月内降生，孕妈妈宜对以下情况有所了解，以做到谨慎对待，保证自己和胎宝宝的健康。

胎头骨盆不对称

胎头太大或孕妈妈骨盆腔过于狭窄，致使子宫颈无法开全，或是胎头不再下降，医学上称为胎头骨盆不对称。若出现这种情况，医生多建议采用剖宫产。

胎头骨盆不对称是可通过 B 超检查发现的，因此孕妈妈孕晚期的 B 超检查一定要做。

妊娠肝内胆汁淤积症

孕晚期有的孕妈妈会出现妊娠肝内胆汁淤积症（ICP），表现为全身瘙痒、黄疸，手心、足心痒感尤为明显的症状，这时孕妈妈宜尽快到医院检查。出现妊娠肝内胆汁淤积症的同时，意味着胎盘可能有血流灌注不足，容易导致胎宝宝缺氧，孕妈妈需及时去医院就诊和治疗。若经诊断发现宫内情况正常，孕妈妈可采取一些物理止痒措施，如贴黄瓜片等。一般分娩后，症状会迅速消退。

★ 胎儿窘迫：一般出现胎儿窘迫，胎宝宝的胎心监护会有异常或心跳频率会明显下降。此时，医生会建议孕妈妈立即采取剖宫产手术。

★ 胎盘早剥：如果孕妈妈在孕 10 月感觉阵痛变成了持续性腹痛；阴道出血，且出血量比以前有所增加时，应引起注意，可能是胎盘早剥。出现这种情况，孕妈妈要立即告诉医生，如确诊为胎盘早剥，须立即为孕妈妈实施剖宫产手术。

有疑惑问医生：

孕晚期出现手麻是怎么回事？
孕妈妈孕晚期常会感觉手臂麻痛，这可能是由于临近分娩，孕妈妈身体分泌大量松弛素，使韧带松弛造成的；也可能是由于孕晚期孕妈妈缺钙或患妊娠高血压导致的。孕妈妈应定期做好产检，平时适当晒太阳，并合理进食，注意休息。

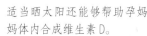

适当晒太阳还能够帮助孕妈妈体内合成维生素 D。

孕妈妈饮食营养宜忌

孕 10 月孕妈妈应该多吃一些易于消化、营养丰富的菜肴，可适当多吃富含蛋白质、碳水化合物等能量较高的食物。

待产期间适当进食

孕妈妈分娩过程一般要经历 12~18 小时，体力消耗大，所以待产期间必须注意饮食。这期间饮食不仅要富有营养，还要做到易消化，口味清淡的菜肴更容易被孕妈妈接受，可以为孕妈妈准备馄饨、面条等食品。孕妈妈应注意产前不宜过量补充营养，摄入过量食物会加重孕妈妈胃肠的负担，造成腹胀，反而给孕妈妈分娩造成困难。

孕妈妈可吃苦瓜

一些孕妈妈听说苦瓜中含有奎宁，会刺激子宫收缩，引起流产，所以不敢吃。虽然苦瓜中的确含有奎宁，但含量极少，喜欢吃苦瓜的孕妈妈不必刻意不吃苦瓜。

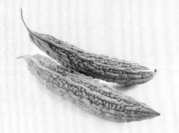

宜吃富含维生素 B_1 的食物

维生素 B_1 有助于维持孕妈妈和胎宝宝神经组织、肌肉、心脏活动的正常，因此，孕妈妈在孕晚期应该适当吃一些豆类、牛奶、糙米和动物内脏，这些食材均含有较多的维生素 B_1。

孕 10 月，孕妈妈要为临产和以后的哺乳积聚能量，饮食要多加注意。

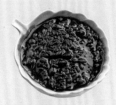

适当多吃黑米：黑米可缓解便秘，孕妈妈可适当多吃。

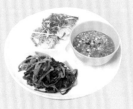

产前宜少食多餐：孕妈妈临产前，胃部依然会有不适感，一次吃多会不舒服，也不利于消化吸收，所以孕妈妈尽量要少食多餐。

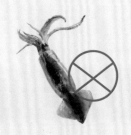

产前少吃鱿鱼：鱿鱼的胆固醇含量高，多吃会加重孕妈妈的血脂紊乱。

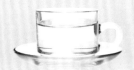

喝水：孕妈妈产前可适当喝水，有助于缓解便秘症状。

由于胎头已入盆，孕妈妈胃部不适感减轻，食欲也增加了，可适当多吃蛋白质、碳水化合物含量丰富的食物，继续少食多餐，多吃富含铁的食物。

本月营养食谱推荐

绿豆薏米粥

原料： 绿豆、薏米、大米各 25 克。

做法： ①薏米、绿豆均洗净，用清水浸泡 2 小时；大米洗净。②将绿豆、薏米、大米放入锅中，加适量清水，大火煮沸，转小火煮至豆烂米熟。

功效： 绿豆薏米粥易被消化吸收，有利尿去水肿的功效，可减轻胃肠负担、增强体质。

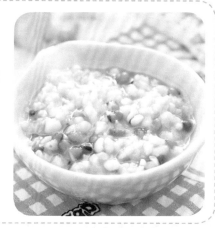

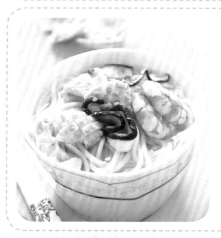

什锦海鲜面

原料： 面条、虾仁各 50 克，鱿鱼 1 条，香菇 1 朵，葱段、盐、葱花各适量。

做法： ①虾仁洗净；鱿鱼切成片；香菇洗净，切片。②油锅烧热，炒香葱段，放入香菇和适量水煮开。③再将鱿鱼片、虾仁放入锅中煮熟，加盐调味后盛入碗中。④面条煮熟，捞起放入碗里拌匀撒上葱花即可。

功效： 什锦海鲜面营养均衡且全面，含有硒、碘、锰、铜等矿物质，可以补充脑力，加速排毒，增强体力，孕妈妈适量食用，滋补又不易增重。

黄花鱼炖茄子

原料： 黄花鱼 1 条，茄子 1 根，葱段、姜丝、豆瓣酱、盐各适量。

做法： ①黄花鱼处理干净；茄子洗净，去皮，切条。②油锅烧热，下葱段、姜丝炝锅，然后放豆瓣酱翻炒。③加适量水，放入茄子条和黄花鱼，炖熟后，加盐调味即可。

功效： 肉质鲜嫩的黄花鱼搭配茄子，可以给孕妈妈补充胡萝卜素、钙、铁、碘等营养素。因黄花鱼和茄子的热量相对低一些，孕妈妈在享受美味的同时不用担心长胖。

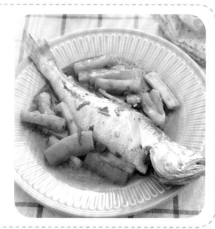

这样做胎教，宝宝更聪明
准爸爸需要做临产准备

就要迎来预产期了；准爸爸要准备的不单是待产包，还要安排好产前产后的护理工作，安排好自己的工作时间。准爸爸的临产准备有哪些呢？一起来看看吧！

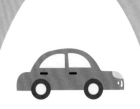

提前选好去医院的路线

准爸爸应提前选好去医院的路线及要乘坐的交通工具，最好预先演练一下去医院的路程和时间。考虑到孕妈妈临产可能会在任何时间，包括上下班高峰期，所以最好寻找一条备用路线，以便当首选路线堵塞时能有另外一条路供选择，尽快到达医院。

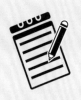

可以做个分娩预演

如果准爸爸和孕妈妈对即将到来的分娩没底，可以做个分娩预演，把住院分娩时的程序记下来，免得到时候手忙脚乱。有了分娩预演的经验，孕妈妈心情就不会那么紧张，可以坦然地迎接分娩时刻的到来了。

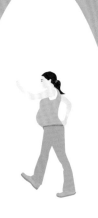

散步是很好的放松

分娩之前，孕妈妈较好的运动方式是在准爸爸的陪同下多散步。散步时，孕妈妈要稍稍调整一下自己的步伐，以达到减压的效果。要以较小幅度的步伐向前迈，一定要以一个感觉舒适的步调进行，手臂自然放在身体两侧。另外，散步时还可练习分娩时的呼吸方法。

帮孕妈妈缓解疼痛

孕晚期有些孕妈妈在站起来、睡觉翻身时大腿根部位的骨头会疼，有时候还感觉大腿内侧酸痛，阴部有时也会有痛感。其实，在孕晚期出现这些疼痛和不适，是很正常的现象，不用特别担心。日常生活中，准爸爸可以采取一些措施帮助孕妈妈缓解这种疼痛，如按摩等。

准备可口的食物

在孕妈妈阵痛尚未达到高峰时，准爸爸可以精心准备三餐，让孕妈妈有足够体力应对生产。

协助如厕

孕妈妈在待产的过程中，会因为阵痛而使如厕变得困难，准爸爸可以陪同孕妈妈如厕，减轻孕妈妈的困难。

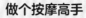

做个按摩高手

在整个生产过程中，对孕妈妈不同身体部位进行按摩，可以达到缓解疼痛的效果，比如背部按摩、腰部按摩，还有腹两侧按摩。

补充水分和能量

在分娩过程中，孕妈妈大汗淋漓，消耗了很大体力。准爸爸可让妻子吃点巧克力以补充能量，也可用棉签棒蘸上温开水，擦拭妻子双唇，以补充水分。

引导妻子呼吸

如果准爸爸准备一直陪伴在产床旁边，面对分娩只需要掌握一种技能——引导妻子调整呼吸，准爸爸要适时地引导她慢慢地、深深地呼吸。

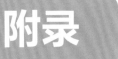

　　十月怀胎，终于迎来了这一刻，是紧张，是激动，还是欢喜？专家提醒孕妈妈，越是这个时候，越要让自己保持平静，在临产信号发出后，密切配合医护人员完成分娩。孕妈妈很快就能拥抱自己的小天使了。

临产前	万事俱备，只欠征兆	这段时间，孕妈妈随时都可能临产。家人要再次确认待产包内物品是否齐全，尤其是住院分娩所需的各种证件。孕妈妈只要放松心情，做好身体清洁，把电话放在手边，密切注意临产征兆
	破水后要马上去医院	如果出现破水现象，孕妈妈要垫上干净的护垫，如果未入盆应立即平躺，然后通知家人马上去医院。分娩很快就要开始了
临产时	切勿用力上厕所	当胎头下降压迫到直肠时，孕妈妈会有很强的便意，此时应立即入院检查，切勿用力上厕所，否则可能发生严重撕裂，或将宝宝产到马桶里，因小失大
剖宫产提醒	禁食禁水禁衣物	剖宫产前一天，晚餐要清淡，午夜12点以后要禁食，手术前6~8小时要禁水。进入产房前，医护人员还会嘱咐你除去衣物，以便施行麻醉，孕妈妈要做好心理准备
第一产程	漫长的开口期	现在开始，宫缩会变得越来越频繁，助产士会及时为孕妈妈量血压、听胎心，观察宫缩情况，了解宫口是否开全，还要进行胎心监护，而孕妈妈可以摄取一些助产食物（如巧克力）来保持体力
第二产程	密切配合的分娩期	分娩开始后，孕妈妈用力的大小、动作正确与否，都直接关系胎宝宝娩出的快慢和是否缺氧，以及孕妈妈的会阴部损伤轻重程度，因此孕妈妈要学会通过正确呼吸和用力来配合医护人员
第三产程	放松的胎盘娩出期	宝宝娩出了，孕妈妈变成了新妈妈。很快，胎盘及包绕宝宝的胎膜和子宫就会分开，随着宫缩排出体外，胎盘娩出意味着整个产程全部结束
产后24小时	新妈妈的护理	产后24小时的护理很关键。顺产妈妈回病房后，应及时起床上厕所，而剖宫产新妈妈在术后6小时不能睡枕头，待麻醉反应消失后要多翻身
	宝宝的护理	宝宝刚出生，要用小抱被包好，助产士给宝宝清理完后新妈妈就可以尝试给宝宝喂奶了